"Schlaf gut für deinen Erfolg: Wie Besserer Schlaf Ihr Leben Verändern Kann"

"Schlafphasen, Schlafrythmus, Schlafhilfen, das kleine 1x1 des Schlafens"

Philipp Hartung

Copyright © Philipp Hartung
Adresse Margaretastr. 62
50827 Köln
Alle Rechte vorbehalten
KDP-ISBN: 9798857310885
Herstellung: Amazon Distribution GmbH
Imprint: Independently published

INHALTSVERZEICHNIS

KAPITEL I. EINLEITUNG - 11 -

KAPITEL II. DIE WISSENSCHAFT DES SCHLAFS - 15 -

A. DIE SCHLAFPHASEN UND IHRE BEDEUTUNG - 15 -
B. WIE DER SCHLAF-WACH-RHYTHMUS FUNKTIONIERT - 18 -
C. NEUROLOGISCHE PROZESSE WÄHREND DES SCHLAFS - 21 -

KAPITEL III. DIE AUSWIRKUNGEN VON SCHLAFMANGEL - 25 -

A. KURZFRISTIGE FOLGEN VON SCHLAFMANGEL - 26 -
B. LANGFRISTIGE AUSWIRKUNGEN AUF DIE GESUNDHEIT - 28 -
C. SCHLAFSTÖRUNGEN UND IHRE AUSWIRKUNGEN - 29 -

KAPITEL IV. DIE GRUNDLAGEN FÜR GESUNDEN SCHLAF - 33 -

A. DIE RICHTIGE SCHLAFDAUER FÜR VERSCHIEDENE ALTERSGRUPPEN - 34 -
B. TIPPS FÜR DIE SCHAFFUNG EINER OPTIMALEN SCHLAFUMGEBUNG - 36 -
C. ENTSPANNUNGSTECHNIKEN VOR DEM SCHLAFENGEHEN - 39 -

KAPITEL V. DIE BEZIEHUNG ZWISCHEN SCHLAF UND LEBENSSTIL - 43 -

A. ERNÄHRUNG UND SCHLAF - WELCHE LEBENSMITTEL FÖRDERN ODER STÖREN DEN SCHLAF? - 44 -
B. DIE AUSWIRKUNG VON BEWEGUNG AUF DIE SCHLAFQUALITÄT - 46 -
C. DER EINFLUSS VON STRESS UND TECHNOLOGIE AUF DEN SCHLAF - 49 -

KAPITEL VI. BEWÄLTIGUNG VON SCHLAFPROBLEMEN
- 53 -

A. Umgang mit Schlaflosigkeit und Einschlafschwierigkeiten - Wenn die Nacht zur Herausforderung wird - 54 -
B. Wann professionelle Hilfe bei Schlafproblemen notwendig ist - 57 -

KAPITEL VII. SCHLAFGEWOHNHEITEN FÜR VERSCHIEDENE LEBENSABSCHNITTE - 61 -

A. Schlaf bei Babys und Kleinkindern - 62 -
B. Jugendliche und Schlaf - Herausforderungen und Lösungen - 64 -
C. Gesunder Schlaf im Erwachsenenalter und im Alter - 67 -

KAPITEL VIII: TIPPS FÜR EINEN BESSEREN SCHLAF - 71 -

A. Die Bedeutung einer konsequenten Schlafroutine - 72 -
B. Powernaps - Die erfrischende Kraft des Kurzschlafs - 76 -
C. Strategien für einen erholsamen Schlaf auf Reisen - 80 -

KAPITEL IX. DIE ROLLE VON TRÄUMEN UND SCHLAFZYKLEN - IM REICH DER NACHT - 87 -

A. Warum Träumen wir ? Das Geheimnisvolle Theater der Nacht - 88 -
B. Die Rolle der Schlafzyklen - 89 -
C. Das Mysterium der REM-Phase - 90 -
D. Träume und ihre Bedeutung – Ein Fenster in unser Unterbewusstsein - 91 -
E. Lucide Träume: Bewusstsein im Traumreich - 93 -
F. Die Kunst des luziden Träumens erlernen - 95 -

X. SCHLAF UND KÖRPERLICHE GESUNDHEIT – WIE UNS ZU WENIG SCHLAF KRANK WERDEN LÄSST - 99 -

A. DIE REGENERATIONSPHASE DES KÖRPERS - 100 -
B. DER SCHLAF UND DAS HERZ-KREISLAUF-SYSTEM - 100 -
C. DAS IMMUNSYSTEM UND SCHLAF - 101 -
D. GEWICHTSREGULIERUNG UND SCHLAF - 101 -
E. KOGNITIVE FUNKTIONEN UND SCHLAF - 102 -

KAPITEL XI. SCHLAF UND GEISTIGE GESUNDHEIT - DIE UNSICHTBAREN FÄDEN ZWISCHEN KÖRPER UND GEIST - 105 -

A. SCHLAF UND STRESSBEWÄLTIGUNG - 106 -
B: Der Zusammenhang zwischen Schlaf und psychischen Krankheiten - 107
C. SCHLAF ALS PRÄVENTIVE MASSNAHME FÜR DIE GEISTIGE GESUNDHEIT - 111 -

KAPITEL XII. SCHLAF UND ERFOLG - DIE GEHEIME WAFFE DER HOCHLEISTUNG - 115 -

A. WIE AUSREICHENDER SCHLAF DIE LEISTUNGSFÄHIGKEIT STEIGERT - 116 -
B. SCHLAFGEWOHNHEITEN ERFOLGREICHER PERSÖNLICHKEITEN - 119 -
C. DIE AUSWIRKUNGEN VON SCHLAFMANGEL AUF DIE BERUFSTÄTIGKEIT - 123 -

KAPITEL XIII. SCHLAFMITTEL UND ALTERNATIVE ANSÄTZE - ZWISCHEN RUHELOSIGKEIT UND INNEREM FRIEDEN - 127 -

A. ÜBERBLICK ÜBER GÄNGIGE SCHLAFMITTEL UND IHRE RISIKEN - 128 -
B. NATÜRLICHE UND ALTERNATIVE METHODEN ZUR VERBESSERUNG DES SCHLAFS - 129 -
C. DIE ROLLE VON MEDITATIONS- UND ATEMÜBUNGEN - 130 -

KAPITEL XIV. FAZIT & SCHLUSSWORT - WENN TRÄUME WAHR WERDEN UND DER SCHLAF UNS ANS ZIEL FÜHRT - 133 -

A. Zusammenfassung der wichtigsten Erkenntnisse - 133 -
B. Die Bedeutung von gesundem Schlaf für ein erfülltes Leben - 134 -
C. Letzte Worte und Abschlussgedanken - 135 -

"Diejenigen, die träumen, wachen auf, während die Welt schläft." - Edgar Allan Poe

Kapitel I. Einleitung

Wie ein stiller Fluss, der durch eine dunkle Nacht gleitet, zieht der Schlaf uns in seine Tiefen. Er ist nicht nur eine biologische Notwendigkeit, die unser Überleben sichert, sondern auch eine mystische Erfahrung, die uns jede Nacht mit unbekannten Pfaden konfrontiert. Er erfüllt uns mit Rätseln und Geheimnissen, die das Potenzial haben, unsere Vorstellung von uns selbst und unserer Welt zu verändern. Aber unser Schlaf ist auch ein Mysterium, das es zu enträtseln gilt. Wie schlafen wir? Warum schlafen wir? Und vor allem, wie können wir die Qualität und Quantität unseres Schlafs verbessern, um ein gesundes und erfülltes Leben zu führen?

In meinem Buch "Schlaf gut für deinen Erfolg: Wie Besserer Schlaf Ihr Leben Verändern Kann" lade ich Sie ein, diesen Fragen nachzugehen und in die verborgenen Tiefen des Schlafs zu tauchen. Es handelt sich nicht nur um einen Leitfaden, der Ihnen dabei helfen soll, besser zu schlafen, sondern auch um eine Reise, die Ihre Vorstellungen von Schlaf, Traum und Wirklichkeit herausfordert. Mit jedem Kapitel eröffnet sich Ihnen eine neue Dimension des Schlafens, die Sie vielleicht noch nicht realisiert haben.

Wir beginnen unsere Reise in die Welt des Schlafens mit einem Blick auf die Biologie und Psychologie dahinter. Warum ist Schlaf so essenziell für unsere körperliche Gesundheit und unser geistiges Wohlbefinden? Was passiert in unserem Gehirn, wenn wir schlafen? Und warum träumen wir? Durch das Erkunden dieser Fragen entwickeln wir ein tiefes Verständnis für die grundlegende Rolle, die Schlaf in unserem Leben spielt.

Von hier aus tauchen wir in die faszinierende Welt der Träume ein. Träume sind nicht nur bizarre und manchmal unverständliche

Phänomene, die uns nachts beschäftigen. Sie sind auch ein Fenster zu unserem Unterbewusstsein und können uns wertvolle Einblicke in unsere tiefsten Ängste, Hoffnungen und Wünsche geben. Gemeinsam erkunden wir, wie wir unsere Träume besser verstehen und nutzen können, um unser Selbstverständnis und unser persönliches Wachstum zu fördern.

Im nächsten Teil des Buches konzentrieren wir uns auf die dunkle Seite des Schlafs: Schlafstörungen und Schlafmangel. Fast jeder von uns hat schon einmal die Tortur von schlaflosen Nächten und den erschöpfenden Zustand des Schlafmangels erlebt. Aber was sind die Ursachen dafür und wie können wir damit umgehen? Ich führe Sie durch die neuesten wissenschaftlichen Erkenntnisse und gebe Ihnen praktische Ratschläge, wie Sie Schlafstörungen bewältigen und einen erholsamen Schlaf finden können.

Im letzten Teil des Buches dreht sich alles um die Praxis. Ich gebe Ihnen eine Reihe von Techniken und Strategien an die Hand, mit denen Sie Ihren Schlaf verbessern können. Dabei geht es nicht nur um traditionelle Methoden wie Schlafhygiene und Entspannungstechniken, sondern auch um neuere Ansätze wie Schlaftracking und Schlafcoaching.

"Schlaf gut für deinen Erfolg: Wie Besserer Schlaf Ihr Leben Verändern Kann" ist nicht nur ein Buch. Es ist eine Odyssee in die Welt des Schlafs. Es ist ein Abenteuer, das Sie dazu einlädt, die unbekannten Tiefen Ihres eigenen Schlafs zu erforschen, und ein Leitfaden, der Ihnen zeigt, wie Sie die mystische Kraft des Schlafs nutzen können, um Ihre Gesundheit und Ihr Wohlbefinden zu steigern.

Mit jedem Kapitel, das Sie lesen, werden Sie tiefer in die Welt des Schlafs eintauchen. Sie werden die Magie des Schlafs spüren, seine Schönheit und seine Geheimnisse entdecken. Sie werden die Verbindung zwischen Schlaf und Gesundheit verstehen und lernen, wie Sie Ihren eigenen Schlaf verbessern können.

Schlaf ist ein kostbares Geschenk, das wir oft übersehen oder als selbstverständlich betrachten. Aber wenn wir ihn in seiner ganzen Tiefe und Fülle würdigen, kann er uns auf eine Reise der Transformation und des Wachstums führen. Schlaf ist nicht nur eine Notwendigkeit, sondern auch ein Weg zur Selbstentdeckung und Selbstverwirklichung.

Lassen Sie uns diese Reise gemeinsam antreten. Lassen Sie uns den Schlaf mit neuen Augen betrachten und seine Wunder entdecken. Lassen Sie uns in die geheimnisvolle Welt des Schlafs eintauchen und seine versteckte Kraft entfesseln.

Willkommen bei "Gesunder Schlaf". Willkommen in der Welt der Träume.

Willkommen in Ihrem neuen Leben.

"Schlaf ist die goldene Kette, die Gesundheit und unseren Körper miteinander verbindet." - Thomas Dekker

Kapitel II. Die Wissenschaft des Schlafs

Schlaf ist ein vertrauter, doch zugleich rätselhafter Zustand, den wir Menschen tagtäglich erleben. Ein Drittel unseres Lebens verbringen wir schlafend, doch trotz seiner ständigen Präsenz bleibt vieles über ihn geheimnisvoll und unergründet. In diesem Kapitel werden wir die Wissenschaft des Schlafs durchleuchten, um ein tieferes Verständnis dieses bemerkenswerten Phänomens zu erlangen. Wir werden die verschiedenen Schlafphasen und ihre Bedeutung, den Schlaf-Wach-Rhythmus und die neurologischen Prozesse während des Schlafs betrachten.

A. Die Schlafphasen und ihre Bedeutung

Die Nacht - man liegt nicht einfach nur für Stunden im Bett und tut nichts. Hinter geschlossenen Augenlidern entfaltet sich ein atemberaubendes Schauspiel - die Schlafphasen. Ein einzigartiger Tanz der Ruhe und Regeneration, der sich Nacht für Nacht wiederholt und uns auf eine Reise durch unser Bewusstsein mitnimmt.

Der Vorhang hebt sich für den ersten Akt - der Einschlafprozess. Hier beginnt unser Geist, sich sanft von der Außenwelt zu lösen, und unsere Sinne beruhigen sich. Die Kulisse der Realität verschwimmt, und wir tauchen in die sanften Wellen des Schlafs ein. Doch Vorsicht - in dieser Phase können wir noch leicht aus der Schlafwelt gerissen werden, sollten wir ein Geräusch oder eine Bewegung wahrnehmen.

Nun folgt der leichte Schlaf. In dieser Phase sind unsere Gehirnaktivitäten reduziert, und unser Körper entspannt sich weiter.

Wir gleiten regelrecht durch diese Phase, während unsere Gedanken in friedlichen Bahnen dahin strömen. Das ist die Zeit, in der wir uns

von den Anstrengungen des Tages erholen und neue Kraft für den kommenden Tag sammeln.

Im Anschluss: der Tiefschlaf. Hier erreicht unser Schlaf seinen Höhepunkt der Erholung und Regeneration. Unser Körper ist wie eine gut geölte Maschine, die Wachstumshormone produziert, um unsere Zellen zu reparieren und unser Gewebe zu regenerieren. In dieser Phase finden essentielle Prozesse statt, die unsere Immunabwehr stärken und unser Nervensystem auf Vordermann bringen. Tiefschlaf ist der heilige Gral des Schlafs - die Phase, in der wir wie Neugeboren aufwachen.

Nach dem Tiefschlaf gehen wir in die nächste Phase über. Das ist der REM-Schlaf. REM - Rapid Eye Movement - schnelle Augenbewegungen - das Herzstück des Schlafs. In dieser Phase ist unser Gehirn so aktiv wie während des Wachzustandes, während unser Körper in einer Art Schutzmodus verharrt. Unsere Augen rasen hinter den geschlossenen Lidern hin und her, und unsere Träume nehmen Fahrt auf. Der REM-Schlaf ist berühmt für seine lebhaften und manchmal bizarren Träume, die uns in surreale Welten entführen. Hier sortieren wir unsere Erinnerungen, verarbeiten unsere Emotionen und festigen unser neu erworbenes Wissen.

Gemeinsam ergeben die Schlafphasen ein komplexes Zusammenspiel, das uns Nacht für Nacht fesselt. Sie sind die Bausteine unseres erholsamen Schlafs, die uns körperlich und geistig revitalisieren und unsere Lebensqualität steigern. Jede Phase erfüllt eine einzigartige Funktion, die für unsere Gesundheit von entscheidender Bedeutung ist.

Doch wie dirigiert unser Gehirn dieses faszinierende Schauspiel des Schlafs?
Hier kommt der Hypothalamus ins Spiel. Tief in unserem Gehirn gelegen, ist er der Meister der inneren Uhr - unser zirkadianer Rhythmus. Der Hypothalamus erkennt die Veränderungen von Licht und Dunkelheit in unserer Umgebung und synchronisiert unsere biologische Uhr mit dem natürlichen Tag-Nacht-Rhythmus. Wenn die Sonne am Horizont versinkt, beginnt er sein unsichtbares Orchester zu leiten und die Melodie des Schlafs anzustimmen.

Der Hypothalamus sendet Signale an unsere Zirbeldrüse, die das Schlafhormon Melatonin produziert. Wenn es draußen dunkel wird, flutet Melatonin unseren Körper und signalisiert ihm, dass es Zeit ist, zur Ruhe zu kommen. Der Vorhang für den ersten Akt des Schlafs hebt sich, und das faszinierende Schauspiel der Schlafphasen beginnt.

Doch das Schauspiel hört nicht bei der Synchronisation des Einschlafens auf. Unser Hypothalamus agiert als wahrer Regisseur des Schlafs, indem er die Abfolge der Schlafphasen orchestriert und ihre Dauer beeinflusst.

Die Schlafphasen sind nicht einfach nur ein unbedeutender Nebeneffekt des Schlafs - sie sind das Fundament unserer Gesundheit und unseres Wohlbefindens. Ein Tanz der Regeneration, der uns Nacht für Nacht durch die Tiefen unseres Bewusstseins führt und uns mit neuer Energie und Lebensfreude erfüllt.

So schließen wir die Augen und betreten das faszinierende Schauspiel der Schlafphasen. Wir tauchen ein in die verborgenen Tiefen unseres Geistes und lassen uns von den Melodien des Schlafs in eine Welt
entführen, die uns Nacht für Nacht verzaubert und mit neuer Kraft erfüllt.

B. Wie der Schlaf-Wach-Rhythmus funktioniert

Unser Leben ist geprägt von einem unsichtbaren Takt, der uns Tag und Nacht begleitet - der Schlaf-Wach-Rhythmus, auch bekannt als zirkadianer Rhythmus. Dieser biologische Taktgeber ist wie eine verborgene Uhr in unserem Inneren, die unseren Körper und Geist mit den natürlichen Zyklen der Weltsynchronisiert. Tag und Nacht, Licht und Dunkelheit - all diese Elemente wirken auf unser inneres Uhrwerk ein und beeinflussen unsere Schlaf-Wach-Phasen.
Unser Schlaf-Wach-Rhythmus ist der Dirigent unserer inneren Symphonie. Er ist verantwortlich für die Abfolge unserer Schlafphasen und die Aufrechterhaltung unseres Energiehaushalts. Um das zu schaffen, kommt es zu einem komplexen Zusammenspiel von Hormonen und neuronalen Signalen.

Wie genau funktioniert dieser faszinierende Schlaf-Wach-Rhythmus?
Unser Taktgeber ist im tiefsten Inneren unseres Gehirns beheimatet - im Hypothalamus, genauer gesagt im suprachiasmatischen Kern (SCN). Dieser kleine Knotenpunkt ist das Herzstück unseres Schlaf-Wach-Rhythmus und fungiert als Schaltzentrale für unsere biologische Uhr.

Der SCN wird von Lichtsignalen beeinflusst, die durch unsere Augen aufgenommen werden. Wenn das Tageslicht auf unsere Netzhaut trifft, leitet das Gehirn diese Information an den SCN weiter. Dieser ist äußerst lichtempfindlich und nutzt diese visuellen Signale, um die Produktion bestimmter Hormone zu steuern - vor allem das Schlafhormon Melatonin.

Wenn die Sonne langsam am Horizont versinkt und die Dunkelheit hereinbricht, beginnt die Zirbeldrüse, die sich im Gehirn befindet, Melatonin auszuschütten. Dieses Hormon ist der Schlüssel zu unserem Einschlafen und dem Beginn der Schlafphasen. Es signalisiert unserem Körper, dass es Zeit ist, sich zur Ruhe zu begeben.

Die Ausschüttung von Melatonin ist wie ein sanftes Wiegenlied, das uns in den Schlaf wiegt. Es hilft uns, in den ersten Akt des Schlafs, den Einschlafprozess, einzutauchen. Der Vorhang für die Schlafphasen hebt sich, und unser Geist begibt sich auf eine Reise ins Land der Träume.

Doch das Zusammenspiel endet hier nicht. Unser Schlaf-Wach-Rhythmus ist ein durchgehender Kreislauf, der unsere Schlafphasen über die Nacht verteilt. Der SCN reguliert die Dauer und Intensität der Schlafphasen, um sicherzustellen, dass unser Schlaf ausreichend erholend ist.

Während der Nacht durchlaufen wir die zuvor genannten Zyklen der Schlafphasen - vom Einschlafprozess über den leichten Schlaf, den Tiefschlaf und den REM-Schlaf. Jeder Zyklus wiederholt sich ungefähr alle 90 bis 120 Minuten. In den frühen Schlafphasen verbringen wir mehr Zeit im Tiefschlaf, der für die körperliche

Erholung entscheidend ist. Mit fortschreitendem Schlaf nehmen die REM-Phasen an Länge und Intensität zu, was für die geistige Erholung und Verarbeitung von Emotionen und Erinnerungen wichtig ist.

Unser Schlaf-Wach-Rhythmus ist kein statischer Zeitplan - er kann sich verändern, je nachdem, wie wir unseren Tag gestalten und welchen Umweltfaktoren wir ausgesetzt sind. Wenn wir zum Beispiel lange Zeit im Dunkeln verbringen, etwa in einer fensterlosen Umgebung oder bei Nachtarbeit, kann sich unser zirkadianer Rhythmus verschieben. Dies kann zu Schlafstörungen und Müdigkeit führen.

Um unseren Schlaf-Wach-Rhythmus zu unterstützen und zu optimieren, ist es wichtig, unseren natürlichen Zyklen zu folgen. Regelmäßige Schlafenszeiten und das Aussetzen an natürlichem Tageslicht helfen, unseren Taktgeber in Balance zu halten und eine gesunde Schlaf-Wach-Routine zu entwickeln.

Unser Schlaf-Wach-Rhythmus ist ein faszinierendes Phänomen, das uns in Einklang mit den natürlichen Zyklen der Welt bringt. Es ist eine Reise der inneren Harmonie, die uns durch die Nacht und den Tag begleitet. Wenn wir diesen Taktmeister achten und respektieren, öffnet er uns die Tür zu einem erholsamen und erfrischenden Schlaf - einer Reise in das Reich der Träume, die uns Nacht für Nacht erfüllt und mit neuer Energie versorgt.

C. Neurologische Prozesse während des Schlafs

Die Nacht ist eine Zeit der Stille und Ruhe, aber in unseren Köpfen erwachen verborgene Mechanismen zum Leben. Während wir schlafen, setzen neurologische Prozesse ein, die unser Gehirn in eine Welt des Unbewussten führen. Was nachts in unserem Gehirn vorgeht, ist entscheidend für unsere körperliche Erholung und geistige Gesundheit.

Wenn wir uns in die Welt des Schlafs begeben, beginnen die geheimnisvollen neurologischen Prozesse ihren Tanz. Unser Gehirn ist keineswegs inaktiv, sondern verarbeitet unzählige Signale und Reize.

Während des Schlafs unterzieht sich unser Gehirn einer Art Reinigungsprozess, um Platz für neue Erfahrungen zu schaffen. Ein entscheidender Akteur in diesem Prozess ist das glymphatische System, das während des Schlafs aktiviert wird. Es handelt sich um ein Abwassersystem des Gehirns, das Schadstoffe und Abfallprodukte aus dem Gewebe spült. Dieser Reinigungsprozess ist entscheidend für die Beseitigung von Abfallstoffen, die sich im Laufe des Tages in unserem Gehirn ansammeln, und trägt zur Vorbeugung von neurodegenerativen Erkrankungen bei.

Während wir in den Tiefschlaf gleiten, findet ein regelrechtes "Gehirn-Reset" statt. Unsere Gehirnzellen reduzieren ihre Aktivität, um Energie zu sparen, und bilden neue Verbindungen zwischen den Neuronen. Dieser Prozess, der als Synaptogenese bekannt ist, spielt eine entscheidende Rolle bei der Konsolidierung von Erinnerungen und beim Lernen. Es ist, als würde unser Gehirn in dieser Phase des Schlafs das Gelernte des Tages sortieren und die wichtigsten Informationen für die langfristige Speicherung auswählen.

Doch das Schauspiel wird noch intensiver, wenn die REM-Phase beginnt. In dieser faszinierenden Phase des Schlafs nehmen die neuronalen Aktivitäten zu, als würde unser Gehirn eine spektakuläre Show veranstalten. Die synaptische Plastizität, die Fähigkeit unseres Gehirns, sich anzupassen und neue Verbindungen zu bilden, erreicht ihren Höhepunkt. Dies ermöglicht uns, komplexe Probleme zu lösen, kreativ zu sein und unsere emotionalen Erfahrungen zu verarbeiten. Die REM-Phase spielt eine entscheidende Rolle bei der Stärkung unserer geistigen Fähigkeiten und bei der Entwicklung unserer Kreativität.

Es ist in der REM-Phase, dass unsere Träume die Bühne betreten und uns in eine Welt des Unbewussten entführen. Unsere Gehirnaktivität ist fast so hoch wie im Wachzustand, aber unser Körper ist gelähmt, um uns vor der physischen Ausführung unserer Träume zu schützen. Die REM-Phase ist wie ein faszinierendes Theaterstück, in dem unsere Emotionen, Ängste und Wünsche auf die Bühne gebracht werden. Träume entfesseln unsere Fantasie und lassen uns tief in unsere Psyche blicken. Während des Schlafs arbeiten unsere Gedanken und Gefühle hinter den Kulissen, um uns auf den kommenden Tag vorzubereiten.

Doch diese nächtliche Magie ist nicht nur eine bloße Unterhaltung für unser Gehirn. Die neurologischen Prozesse während des Schlafs sind von entscheidender Bedeutung für unsere körperliche und geistige Gesundheit. Ein ausreichend erholsamer Schlaf trägt nicht nur zur Regeneration unseres Körpers bei, sondern stärkt auch unsere kognitiven Fähigkeiten, unser Lernvermögen und unsere Emotionsregulation.

So schließen wir die Augen und lassen uns in diese faszinierende Welt des Schlafs entführen. Eine Reise, die uns durch die Dunkelheit der Nacht begleitet und uns mit den Farben des Unbewussten berührt. Denn Schlaf ist nicht nur ein Zustand der Ruhe, sondern eine sehr lebendige Phase unseres Gehirns.

In diesem Kapitel haben wir die Grundlagen der Wissenschaft des Schlafs betrachtet. Wir haben die verschiedenen Schlafphasen und ihre Bedeutung, den Schlaf-Wach-Rhythmus und die neurologischen Prozesse während des Schlafs untersucht. Diese Kenntnisse sind von grundlegender Bedeutung, um ein tieferes Verständnis für den Schlaf zu entwickeln und seine Rolle für unsere Gesundheit und unser Wohlbefinden zu schätzen. In den folgenden Kapiteln werden wir diese Themen weiter vertiefen und praktische Strategien zur Verbesserung unseres Schlafs untersuchen.

"Der Schlaf ist für den ganzen Menschen, für Geist und Leib, was das Aufziehen für die Uhr." - Arthur Schopenhauer

Kapitel III. Die Auswirkungen von Schlafmangel

Schlaf ist lebenswichtig. Wir haben schon besprochen, dass er unter anderem unseren Körper regeneriert, unser Immunsystem stärkt, unsere Erinnerungen festigt und die Zellen unseres Körpers repariert. Doch trotz seiner essenziellen Rolle in unserem Leben, opfern viele Menschen ihren Schlaf für längere Arbeitszeiten, soziale Verpflichtungen oder einfach nur, um ein wenig mehr Freizeit zu genießen. Die Konsequenzen dieses Schlafentzugs können jedoch gravierender sein, als man denkt – von kurzfristigen Beeinträchtigungen bis hin zu langfristigen Gesundheitsschäden. In diesem Kapitel werden wir die Auswirkungen von Schlafmangel näher betrachten und untersuchen, wie sie unsere Gesundheit und unser Wohlbefinden beeinflussen können.

A. Kurzfristige Folgen von Schlafmangel

Wir wissen jetzt, dass Schlaf ein essentieller Prozess ist, der den Körper und das Gehirn mit der notwendigen Ruhe versorgt, um optimal zu funktionieren. Doch wie sieht es bei Schlafmangel aus? Bei unzureichendem Schlaf treten zahlreiche kurzfristige Folgen auf, die unsere alltägliche Leistungsfähigkeit und unser Wohlbefinden beeinträchtigen können.

1. Kognitive Beeinträchtigungen

Eines der sofort erkennbaren Symptome von Schlafmangel ist eine Verringerung unserer kognitiven Leistungsfähigkeit. Die Fähigkeit, sich zu konzentrieren und aufmerksam zu sein, nimmt ab, wodurch die Produktivität in der Schule oder am Arbeitsplatz leidet. Man kann sofort feststellen, dass es schwieriger ist, sich auf eine Aufgabe zu konzentrieren und diese effektiv zu erledigen.

Außerdem leidet unsere Entscheidungsfindung unter Schlafmangel. Das Gehirn wird weniger effizient in der Verarbeitung von Informationen und im Treffen von Entscheidungen. Dies kann zu Fehlentscheidungen im Alltag führen und erhöht das Risiko für Unfälle und Verletzungen. Das heißt, dass Schlafmangel auch an einem freien Tag nicht ganz ungefährlich ist.

Darüber hinaus beeinflusst Schlafmangel auch das Gedächtnis. Der Schlaf spielt eine entscheidende Rolle bei der Konsolidierung von Erinnerungen, indem er neue Informationen festigt und in langfristige Erinnerungen umwandelt. Bei Schlafmangel kann dieser Prozess gestört werden, was zu Gedächtnisproblemen führt.

Schließlich kann Schlafmangel auch zu emotionalen Schwankungen und Reizbarkeit führen. Das führt zu verminderter Geduld und schnellem Frust. Generell kommt es zu einer höheren emotionalen

Reaktivität, was sich negativ auf zwischenmenschliche Beziehungen und die allgemeine Lebenszufriedenheit auswirken kann.

2. Physische Auswirkungen

Schlafmangel hat nicht nur kognitive und emotionale Beeinträchtigungen zur Folge, sondern auch physische. Ein Mangel an Schlaf kann die motorischen Fähigkeiten beeinträchtigen und die Reaktionszeit verlängern. Dies ist besonders gefährlich, wenn Sie Auto fahren oder schwere Maschinen bedienen, da es das Risiko für Unfälle erhöht.

Ein weiterer physischer Effekt von Schlafmangel ist ein geschwächtes Immunsystem. Schlaf spielt eine wesentliche Rolle bei der Stärkung unseres Immunsystems und selbst bei kurzfristigem Mangel wird unser Körper anfälliger für Infektionen und Krankheiten.

Darüber hinaus kann Schlafmangel die körperliche Leistungsfähigkeit beeinträchtigen. Es wurde festgestellt, dass Sportler, die nicht genug Schlaf bekommen, eine geringere Ausdauer und Leistung haben.

Schlafmangel kann auch zu einer Beeinträchtigung des Gleichgewichts und der Koordination führen, was wiederum das Risiko von Stürzen und Verletzungen erhöht.

Abschließend ist es wichtig zu betonen, dass diese kurzfristigen Folgen von Schlafmangel, wenn sie nicht behoben werden, langfristige gesundheitliche Probleme verursachen können. Im nächsten Abschnitt werden wir diese langfristigen Auswirkungen näher betrachten.

B. Langfristige Auswirkungen auf die Gesundheit

Während wir die kurzfristigen Folgen von Schlafmangel betrachten, müssen wir auch die langfristigen Auswirkungen beachten, die bei anhaltendem Schlafmangel auftreten können. Einige dieser Folgen umfassen die Entwicklung chronischer Krankheiten, eine verkürzte Lebenserwartung und sogar psychische Gesundheitsprobleme.

3. Entwicklung chronischer Krankheiten

Verschiedene wissenschaftliche Studien haben eine direkte Verbindung zwischen Schlafmangel und der Entwicklung chronischer Krankheiten nachgewiesen. Zum Beispiel kann Schlafmangel das Risiko für Herzerkrankungen erhöhen. Während wir schlafen, durchlaufen unser Blutdruck und unsere Herzfrequenz Zyklen von Steigerung und Verringerung. Schlafmangel kann diese Zyklen und die damit verbundenen Prozesse stören, was zu Bluthochdruck und Herzkrankheiten führen kann.

Ebenso wurde ein Zusammenhang zwischen Schlafmangel und Typ-2-Diabetes festgestellt. Schlaf beeinflusst die Art und Weise, wie unser Körper Glukose verwendet, und unzureichender Schlaf kann Insulinresistenz und Glukoseintoleranz fördern.

Auch das Risiko für Schlaganfälle und neurodegenerative Erkrankungen wie Alzheimer kann durch Schlafmangel steigen. Während des Schlafs arbeitet das Gehirn daran, schädliche Abfallprodukte zu beseitigen, die sich während des Wachzustands angesammelt haben. Wenn dieser Prozess durch Schlafmangel gestört wird, können sich diese Abfälle ansammeln und zur Entwicklung von neurodegenerativen Erkrankungen beitragen.

4. Verkürzte Lebenserwartung

Neben der Entwicklung von chronischen Krankheiten kann Schlafmangel auch die Lebenserwartung verkürzen. Studien haben gezeigt, dass Personen, die regelmäßig weniger als sechs Stunden pro Nacht schlafen, ein höheres Sterberisiko haben als Personen, die sieben bis acht Stunden Schlaf bekommen. Dies liegt wahrscheinlich an der kombinierten Wirkung verschiedener gesundheitlicher Probleme, die durch Schlafmangel verursacht werden.

5. Psychische Gesundheitsprobleme

Schließlich spielt Schlafmangel eine wesentliche Rolle bei der Entstehung psychischer Gesundheitsprobleme. Chronischer Schlafmangel kann das Risiko für Stimmungsstörungen wie Depression und Angstzustände erhöhen. Ebenso kann Schlafmangel die Symptome von Störungen wie bipolarer Störung und posttraumatischer Belastungsstörung verschlimmern.

Insgesamt zeigen diese langfristigen Folgen von Schlafmangel die essenzielle Rolle auf, die Schlaf für unsere Gesundheit und unser Wohlbefinden spielt. Es ist entscheidend, Schlaf als eine grundlegende Säule der Gesundheitspflege zu betrachten und Maßnahmen zu ergreifen, um einen gesunden Schlaf zu fördern.

Im nächsten Abschnitt werden wir uns spezifischer mit Schlafstörungen und ihren Auswirkungen befassen.

C. Schlafstörungen und ihre Auswirkungen

Nun, da wir die kurz- und langfristigen Auswirkungen des Schlafmangels betrachtet haben, ist es an der Zeit, uns auf die Ursachen des Schlafmangels zu konzentrieren. Eine der häufigsten Ursachen für unzureichenden Schlaf sind Schlafstörungen, die sowohl die Quantität als auch die Qualität des Schlafs beeinträchtigen können.

Schlafstörungen sind gesundheitliche Zustände, die die Schlaffähigkeit einer Person beeinflussen. Es gibt mehrere Arten von Schlafstörungen, darunter Insomnie, Schlafapnoe, Restless-Legs-Syndrom und Narkolepsie.

1. Insomnie

Insomnie, oder Schlaflosigkeit, ist eine Störung, die durch anhaltende Schwierigkeiten beim Einschlafen oder Durchschlafen gekennzeichnet ist. Menschen mit Insomnie können sich müde oder unausgeruht fühlen, selbst nachdem sie eine Nacht geschlafen haben, da die Qualität ihres Schlafs beeinträchtigt ist.

Insomnie kann viele Ursachen haben, darunter Stress, Angst, Depressionen, bestimmte Medikamente und andere gesundheitliche Zustände. Sie kann auch durch schlechte Schlafgewohnheiten oder eine ungeeignete Schlafumgebung verursacht werden. Langfristig kann Insomnie zu einer Vielzahl von gesundheitlichen Problemen führen, einschließlich der oben besprochenen Folgen von Schlafmangel.

2. Schlafapnoe

Schlafapnoe ist eine ernsthafte Schlafstörung, bei der die Atmung während des Schlafs wiederholt stoppt und startet. Es gibt zwei Hauptarten von Schlafapnoe: obstruktive Schlafapnoe, die auftritt, wenn die Muskeln im Hals entspannen und die Atemwege blockieren, und zentrale Schlafapnoe, die auftritt, wenn das Gehirn nicht die richtigen Signale an die Muskeln sendet, die die Atmung kontrollieren.

Schlafapnoe kann zu einer Reihe von gesundheitlichen Problemen führen, einschließlich Bluthochdruck, Herzerkrankungen und Typ-2-Diabetes. Darüber hinaus kann Schlafapnoe die Schlafqualität beeinträchtigen und zu übermäßiger Tagesmüdigkeit, Konzentrationsproblemen und Gedächtnisproblemen führen.

3. Restless-Legs-Syndrom

Das Restless-Legs-Syndrom (RLS) ist eine neurologische Störung, die durch ein unkontrollierbares Bedürfnis gekennzeichnet ist, die Beine zu bewegen, oft aufgrund von unangenehmen Empfindungen. Diese Symptome treten typischerweise in Ruhezuständen auf, insbesondere abends und nachts, und können daher den Schlaf erheblich beeinträchtigen. Menschen mit RLS können Schwierigkeiten beim Einschlafen und Durchschlafen haben und können sich daher tagsüber müde oder unausgeruht fühlen. Langfristig kann dies zu einer Vielzahl von gesundheitlichen Problemen führen, einschließlich der oben besprochenen Folgen von Schlafmangel.

4. Narkolepsie

Narkolepsie ist eine neurologische Störung, die die Kontrolle über Wachheit und Schlaf beeinflusst. Menschen mit Narkolepsie erleben extreme Tagesmüdigkeit und plötzliche Schlafattacken, bei denen sie zu jeder Tageszeit und oft in unpassenden Situationen einschlafen können.

Neben diesen Symptomen können Menschen mit Narkolepsie auch Kataplexie, Schlafparalyse und Halluzinationen erleben. All diese Symptome können die Lebensqualität erheblich beeinträchtigen und das Risiko für Unfälle und Verletzungen erhöhen.

Zusammenfassend lässt sich sagen, dass Schlafstörungen sowohl oft für Schlafmangel sorgen, als auch die Schlafqualität und die Schlafquantität beeinträchtigen können. Es ist wichtig, diese Störungen zu erkennen und zu behandeln, um die damit verbundenen gesundheitlichen Risiken zu minimieren und die Schlafgesundheit zu fördern. Im nächsten Kapitel werden wir uns mit den Strategien befassen, die helfen können, Schlafstörungen zu verwalten und einen gesunden Schlaf zu fördern.

"Schlaf ist die beste Meditation." - Dalai Lama

Kapitel IV. Die Grundlagen für gesunden Schlaf

Es gibt kaum etwas Angenehmeres als nach einem langen, anstrengenden Tag in weiche Kissen zu sinken, sich in eine warme Decke einzukuscheln und in den wohlverdienten Schlaf abzutauchen. Schlaf ist ein unentbehrlicher Bestandteil unseres Lebens, der uns nicht nur dabei hilft, uns zu erholen und neue Energie zu tanken, sondern auch eine Reihe von entscheidenden Funktionen für unsere Gesundheit und unser Wohlbefinden erfüllt. Doch wie sorgen wir dafür, dass unser Schlaf auch wirklich erholsam ist? In diesem Kapitel werden wir uns mit den Grundlagen für gesunden Schlaf beschäftigen und dabei auf drei Schlüsselthemen eingehen: Die richtige Schlafdauer für verschiedene Altersgruppen, die Schaffung einer optimalen Schlafumgebung und die Rolle von Entspannungstechniken vor dem Schlafengehen.

A. Die richtige Schlafdauer für verschiedene Altersgruppen

Schlaf ist eine wertvolle Funktion unseres Körpers, die ein essenzieller Teil unseres Lebens ist. Doch wie viel Schlaf brauchen wir wirklich, um von seinen heilenden Kräften zu profitieren? Die Antwort darauf hängt stark von unserem Alter ab, denn unsere Schlafbedürfnisse ändern sich im Laufe des Lebens.

Die Jüngsten unter uns, die Babys, sind wahre Schlafmeister. Sie benötigen in den ersten Lebensmonaten bis zu 18 Stunden Schlaf am Tag, um sich zu entwickeln und zu wachsen. Doch es dauernt nicht lange, bis sich die benötigte Schlafdauer verringert.

Für Kleinkinder im Alter von 1-3 Jahren ist eine Schlafdauer von 12-14 Stunden pro Tag empfehlenswert. Diese Phase des Schlafs ist entscheidend für ihre körperliche und geistige Entwicklung, da sie noch immer ihre körperlichen und kognitiven Fertigkeiten entwickeln.

Kommen wir zu den Kindern im Vorschulalter, von 3-5 Jahren. Für sie ist eine Schlafdauer von 11-13 Stunden pro Tag ideal. In diesen Jahren wird die Grundlage für ihre Bildung und soziale Interaktion gelegt, und der Schlaf spielt eine entscheidende Rolle dabei, dass sie für die Abenteuer des Tages gerüstet sind.

Während Kinder im Grundschulalter, im Alter von 6-13 Jahren, etwa 9-11 Stunden Schlaf pro Tag benötigen, ist die Pubertät eine Zeit des Wandels. Jugendliche im Alter von 14-17 Jahren benötigen 8-10 Stunden Schlaf, aber viele von ihnen kämpfen mit einem gestörten Schlaf-Wach-Rhythmus aufgrund von Schulstress und sozialen Verpflichtungen.

Im Erwachsenenalter ändert sich die benötigte Schlafdauer erneut. Für junge Erwachsene im Alter von 18-25 Jahren und Erwachsene im Alter von 26-64 Jahren werden 7-9 Stunden Schlaf empfohlen, um die körperliche und geistige Gesundheit aufrechtzuerhalten. Es ist wichtig zu betonen, dass die individuellen Schlafbedürfnisse variieren können, und einige Menschen fühlen sich möglicherweise mit etwas mehr oder etwas weniger Schlaf wohler.

Für die ältere Generation, die Senioren ab 65 Jahren, ist eine Schlafdauer von 7-8 Stunden pro Tag eine gute Richtlinie. Mit fortschreitendem Alter kann es jedoch sein, dass die Schlafmuster gestört werden, was zu Einschlafproblemen und häufigen nächtlichen Erwachen führen kann. In diesem Fall ist es wichtig, auf die Qualität des Schlafs zu achten und gegebenenfalls Unterstützung zu suchen.

B. Tipps für die Schaffung einer optimalen Schlafumgebung

Unsere Schlafumgebung ist wie das magische Setting für eine unvergessliche Vorstellung. Sie spielt eine entscheidende Rolle dabei, wie gut wir schlafen und wie erholt wir uns am nächsten Morgen fühlen. Indem wir unsere Schlafumgebung bewusst gestalten, können wir einen Ort der Ruhe schaffen, der uns in einen tiefen und erholsamen Schlaf wiegt. Hier sind einige Tipps, um die Magie der optimalen Schlafumgebung zu entfesseln:

- **Dunkelheit und Ruhe**: Die Dunkelheit ist unser treuer Verbündeter beim Einschlafen, denn sie signalisiert unserem Körper, dass es Zeit ist, sich zur Ruhe zu begeben. Um das Beste aus der natürlichen Dunkelheit zu machen, ist es ratsam, Verdunklungsvorhänge in unserem Schlafzimmer zu verwenden. Diese schützen uns vor störenden Lichtquellen von außen und ermöglichen es uns, uns in die sanfte Umarmung der Dunkelheit zu begeben. Ein weiterer wichtiger Faktor für eine optimale Schlafumgebung ist Ruhe. Störende Geräusche wie Straßenlärm oder laute Nachbarn können unseren Schlaf beeinträchtigen. Die Verwendung von Ohrstöpseln oder einer weißen Rauschmaschine kann dazu beitragen, die störenden Klänge auszublenden und unseren Schlaf zu verbessern.
- **Bequemes Bett**: Unsere Matratze und unser Kopfkissen sind zwei sehr wichtige Apskete, die zu gutem Schlaf beitragen. Eine bequeme und unterstützende Matratze ist entscheidend für einen erholsamen Schlaf. Da jeder Körper anders ist, ist es wichtig, eine Matratze zu finden, die

unseren individuellen Bedürfnissen entspricht und unsere Wirbelsäule und Gelenke in einer neutralen Position hält. Ebenso wichtig ist das richtige Kopfkissen, das unseren Nacken und Kopf in einer angenehmen Position hält und Nackenschmerzen und Verspannungen vorbeugt. Ein bequemes Bettzeug und angenehme Bettwäsche vervollständigen das Schlafparadies und ermöglichen uns einen wundervollen Schlaf.

- **Die richtige Temperatur**: Es ist wichtig, dass wir weder frieren noch schwitzen, um uns in einem angenehmen Schlafklima zu befinden. Die ideale Schlaftemperatur liegt zwischen 18 und 21 Grad Celsius. Wenn es draußen zu kalt ist, können wir uns in warme Decken einwickeln, um uns in eine behagliche Wärme zu hüllen. Bei heißem Wetter können wir die Fenster öffnen oder eine leichte Decke verwenden, um eine angenehme Kühle zu bewahren.

- **Schlafrituale**: Mit Schlafritualen können wir unseren Körper rechtzeitig auf die Schlafenszeit vorbereiten. Diese Rituale senden unserem Körper das Signal, dass es Zeit ist, sich zur Ruhe zu begeben. Sie können individuell gestaltet werden und sollten unsere persönlichen Vorlieben und Bedürfnisse berücksichtigen. Sie können zum Beispiel ein Buch lesen, beruhigende Musik hören, meditieren oder einen Kräutertee trinken.

- **Raumgestaltung**: Unsere Schlafumgebung spiegelt unseren inneren Zustand wider. Eine aufgeräumte und ordentliche Umgebung vermittelt ein Gefühl von Frieden und Harmonie, während eine unordentliche und überladene Umgebung uns unruhig und gestresst machen kann. Das Gestalten unseres

Schlafzimmers als ein Ort der Entspannung und Erholung kann uns dabei unterstützen, unseren Geist zur Ruhe zu bringen und uns auf den Schlaf vorzubereiten. Eine minimalistische und beruhigende Raumgestaltung kann uns in eine Atmosphäre der Gelassenheit und Ausgeglichenheit versetzen.

- **Smartphone-Detox**: Smartphones und andere elektronische Geräte sind aus unserem modernen Leben nicht mehr wegzudenken. Doch wenn es um unseren Schlaf geht, können sie zu Störfaktoren werden. Das bläuliche Licht dieser Geräte kann die Produktion des Schlafhormons Melatonin beeinträchtigen und das Einschlafen erschweren. Um unsere Schlafumgebung zu optimieren, ist es ratsam, eine Smartphone-Detox-Routine einzuführen, bei der wir uns eine Stunde vor dem Zubettgehen von unseren elektronischen Geräten trennen und uns stattdessen auf entspannende Aktivitäten konzentrieren.

Die Schaffung einer optimalen Schlafumgebung ist wie das Arrangieren einer einzigartigen Bühne für unsere nächtliche Vorstellung. Indem wir diese Tipps beherzigen und unsere Schlafumgebung bewusst gestalten, schaffen wir Situation, die uns in einen tiefen und erholsamen Schlaf leitet. Es ist eine Reise der Selbstfürsorge und Achtsamkeit, die uns Nacht für Nacht belohnt und uns am nächsten Morgen mit neuer Energie und neuer Inspiration erfüllt. So schließen wir die Augen und geben uns dem Zauber der optimalen Schlafumgebung hin, die uns in eine Welt des Friedens und der Erholung entführt.

C. Entspannungstechniken vor dem Schlafengehen

Es ist wichtig zu betonen, dass Entspannungstechniken eine signifikante Rolle in der Erhaltung unserer Schlafqualität einnehmen. Sie helfen dabei, uns in einen Zustand der Ruhe und Entspannung zu versetzen, der für das Einschlafen förderlich ist. Daher wollen wir zunächst einen Blick auf die wichtigsten Entspannungstechniken werfen.

- **Autogenes Training**: Dies ist eine Methode der Selbstentspannung, die sich auf die Konzentration auf körperliche Empfindungen konzentriert. Sie besteht aus sechs Standardübungen, die darauf abzielen, ein Gefühl von Schwere und Wärme in den Gliedmaßen zu erzeugen, die Atmung zu regulieren, das Herz zu beruhigen, die Sonnengeflechtswärme zu fühlen und die Stirnkühle zu erleben. Jede dieser Übungen kann dabei helfen, den Körper zu entspannen und den Geist auf den Schlaf vorzubereiten.

- **Meditation**: Die Meditation ist eine jahrhundertealte Praxis, die uns dabei unterstützt, unseren Geist zu beruhigen und uns auf das Hier und Jetzt zu konzentrieren. Vor dem Zubettgehen eine kurze Meditationssitzung einzulegen, kann uns dabei helfen, unsere Gedanken zu ordnen und uns von den Sorgen und Ängsten des Tages zu befreien. Eine Meditation kann individuell gestaltet werden - von der Fokussierung auf den Atem bis hin zur Visualisierung eines beruhigenden Ortes. Diese stille Zeit der Meditation bereitet unseren Geist darauf vor, sich sanft in den Schlaf sinken zu lassen.

- **Atemübungen**: Atemübungen sind eine einfache und wirksame Methode, unseren Geist zu beruhigen und unseren

Herzschlag zu verlangsamen. Eine beliebte Atemtechnik ist die "4-7-8" Methode, bei der wir langsam durch die Nase einatmen, den Atem für vier Sekunden anhalten und dann den Atem durch den Mund für sieben Sekunden ausatmen. Diese bewussten Atemübungen helfen uns dabei, unseren Körper zu entspannen und unseren Geist auf den Schlaf einzustimmen.

- **Visualisierung**: Hierbei handelt es sich um eine Technik, bei der man sich in seiner Vorstellung an einen ruhigen und friedlichen Ort begibt. Diese Methode nutzt die Macht der Vorstellung, um Entspannung zu fördern. Sie kann besonders hilfreich sein, um ablenkende oder belastende Gedanken vor dem Schlafengehen loszulassen.
- **Progressive Muskelentspannung**: Diese Technik beinhaltet das Anspannen und Entspannen verschiedener Muskelgruppen im Körper, um körperliche Spannungen abzubauen. Beginnend von den Füßen bis zum Kopf, spannen wir nacheinander jede Muskelgruppe für einige Sekunden an und lassen sie dann locker. Dieser bewusste Wechsel zwischen Anspannung und Entspannung hilft uns dabei, körperliche Spannungen loszulassen und unseren Körper auf den Schlaf vorzubereiten.
- **Sonstiges**: Neben den oben genannten Techniken ist es auch wichtig, auf gute Schlafgewohnheiten zu achten. Dazu gehört, dass man vor dem Schlafengehen auf Bildschirmzeit verzichtet, koffeinhaltige Getränke meidet und für eine ruhige, dunkle und kühle Schlafumgebung sorgt.

Es ist wichtig zu betonen, dass alle Menschen anders auf die oben genannten Techniken reagieren. Es kann daher hilfreich sein, verschiedene Entspannungstechniken auszuprobieren und herauszufinden, welche am besten für Sie funktionieren.

Schließlich ist es entscheidend, dass Schlaf nicht als isolierter Aspekt unserer Gesundheit betrachtet wird, sondern als Teil eines ganzheitlichen Lebensstils. Eine gesunde Ernährung, regelmäßige Bewegung und das Management von Stress sind alles Faktoren, die sich auf die Qualität unseres Schlafs auswirken können.

Guter Schlaf ist kein Luxus, sondern eine Notwendigkeit für unsere Gesundheit und unser Wohlbefinden. Indem wir uns Zeit nehmen, um unsere Schlafgewohnheiten zu verstehen und zu verbessern, können wir uns nicht nur einen erholsamen Schlaf sichern, sondern auch unsere allgemeine Lebensqualität verbessern. Denn wie der Dichter Thomas Dekker einst schrieb: "Schlaf ist das goldene Band, das Gesundheit und unsere Körper zusammenbindet."

Dieses Kapitel behandelt die Grundlagen für gesunden Schlaf, einschließlich der richtigen Schlafdauer für verschiedene Altersgruppen, Tipps für die Schaffung einer optimalen Schlafumgebung und der Rolle von Entspannungstechniken vor dem Schlafengehen. Doch es gibt noch viel mehr zu entdecken in der Welt des Schlafs. Im nächsten Kapitel werden wir uns mit fortgeschrittenen Strategien und Techniken beschäftigen, um die Schlafqualität zu verbessern und Schlafprobleme zu bewältigen. Seien Sie gespannt und schlafen Sie gut!

"Die Art, wie wir schlafen, aufwachen und unseren Tag verbringen, bestimmt die Qualität unseres Lebens." - Arianna Huffington

Kapitel V. Die Beziehung zwischen Schlaf und Lebensstil

Schlaf ist mehr als nur eine Notwendigkeit; es ist eine grundlegende Säule unserer Gesundheit. So wie Ernährung und Bewegung unsere körperliche und geistige Gesundheit beeinflussen, tut dies auch Schlaf. Die Qualität und Dauer unseres Schlafes können durch zahlreiche Faktoren beeinflusst werden, einschließlich unserer Ernährung, körperlichen Aktivität und der Nutzung von Technologie. Dieses Kapitel widmet sich der Erforschung dieser Faktoren und bietet Einblicke, wie wir unseren Lebensstil optimieren können, um unseren Schlaf zu verbessern.

A. Ernährung und Schlaf - Welche Lebensmittel fördern oder stören den Schlaf?

Unsere Ernährung ist wichtig, damit unser Körper immer mit den notwendigen Nährstoffen versorgt wird und uns gesund hält. Doch was viele Menschen nicht wissen, ist, dass unsere Ernährung auch einen erheblichen Einfluss auf unseren Schlaf haben kann. Die Lebensmittel, die wir essen, können unseren Schlaf-Wach-Rhythmus beeinflussen, die Produktion von Schlafhormonen beeinträchtigen und unsere Schlafqualität insgesamt verbessern oder auch verschlechtern. Hier sind einige wichtige Aspekte, die es zu berücksichtigen gilt:

Schlaffördernde Lebensmittel:

- **Melatoninreiche Lebensmittel**: Melatonin ist ein Schlüsselhormon, das eine zentrale Rolle bei der Regulierung unseres Schlaf-Wach-Rhythmus spielt. Es wird normalerweise in der Dunkelheit produziert und signalisiert unserem Körper, dass es Zeit ist, sich zur Ruhe zu begeben. Lebensmittel wie Kirschen, Bananen, Haferflocken, Tomaten und Walnüsse enthalten von Natur aus Melatonin oder unterstützen die Produktion davon und können uns dabei helfen, schneller einzuschlafen und einen erholsamen Schlaf zu genießen.

- **Tryptophanreiche Lebensmittel**: Tryptophan ist eine essenzielle Aminosäure, die der Körper nicht selbst herstellen kann und daher über die Nahrung aufnehmen muss. Tryptophan spielt eine wichtige Rolle bei der Produktion von Serotonin, einem Neurotransmitter, der für unsere Stimmung und unser Wohlbefinden verantwortlich ist. Serotonin wird schließlich in Melatonin umgewandelt.

Lebensmittel wie Hühnchen, Puten, Nüsse, Käse, Lachs und Sojaprodukte enthalten Tryptophan und können uns dabei helfen, besser zu schlafen.
- Magnesiumreiche Lebensmittel: Magnesium ist ein entspannendes Mineral, das unseren Körper und unsere Muskeln entspannt und uns dabei hilft, Stress abzubauen. Lebensmittel wie Spinat, Mandeln, Haferflocken, Bananen und Avocados sind reich an Magnesium und können uns dabei unterstützen, uns vor dem Zubettgehen zu entspannen und in einen erholsamen Schlaf zu gleiten.

Schlafstörende Lebensmittel:
- **Koffeinhaltige Lebensmittel**: Kaffee, Tee, Schokolade und andere koffeinhaltige Getränke sind allgegenwärtig in unserer modernen Gesellschaft. Koffein ist ein Stimulans, das die Wirkung des Neurotransmitters Adenosin blockiert, der unseren Schlaf-Wach-Rhythmus reguliert. Indem Adenosin blockiert wird, bleiben wir wach und alert. Es ist ratsam, koffeinhaltige Lebensmittel am Nachmittag und Abend zu vermeiden, um unseren Schlaf nicht zu beeinträchtigen.
- **Alkohol**: Alkohol mag zwar anfangs eine beruhigende Wirkung haben und uns dabei helfen, schneller einzuschlafen, aber er beeinträchtigt die Schlafqualität insgesamt. Alkohol reduziert den REM-Schlaf, der wichtig für unsere Traumphase und die kognitive Funktion ist. Dies kann zu einem unruhigen Schlaf und nächtlichem Erwachen führen. Es ist daher ratsam, den Alkoholkonsum vor dem Schlafengehen zu begrenzen.

- **Fettreiche und schwer verdauliche Lebensmittel**: Schwere und fettreiche Mahlzeiten vor dem Schlafengehen können unsere Verdauung belasten und uns unwohl fühlen lassen, was unseren Schlaf beeinträchtigen kann. Es ist ratsam, späte Mahlzeiten leicht und gut verdaulich zu gestalten und schwere Speisen zu vermeiden.

Die Verbindung zwischen Ernährung und Schlaf zeigt einen spannenden Einblick in die Welt der Biochemie und der körperlichen Prozesse. Indem wir uns bewusst für schlaffördernde Lebensmittel entscheiden und schlafeinschränkende Lebensmittel begrenzen, schaffen wir die Grundlage für einen tiefen und erholsamen Schlaf, der uns Nacht für Nacht mit neuer Energie und neuer Inspiration erfüllt. Unsere Ernährung ist wie der Schlüssel zu einem ruhigen und erholsamen Schlaf, der uns in die Welt der Träume entführt. Das führt zu einem erholsamen Schlaf, der uns gut auf den neuen Tag vorbereitet und uns langfristig gesund und fit hält.

B. Die Auswirkung von Bewegung auf die Schlafqualität

Die Verbindung zwischen Bewegung und Schlaf ist eine sehr enge, bei der beide Seiten voneinander profitieren. Regelmäßige körperliche Aktivität hat eine beeindruckende Wirkung auf unseren Schlaf und kann dazu beitragen, eine bessere Schlafqualität zu erreichen. Hier sind einige der faszinierenden Auswirkungen von Bewegung auf unseren Schlaf:

- **Steigerung der Schlafqualität**: Studien haben gezeigt, dass regelmäßige körperliche Aktivität die Gesamtqualität unseres Schlafs verbessern kann. Menschen, die sich regelmäßig bewegen, berichten oft von einem tiefen und erholsamen Schlaf im Vergleich zu denen, die inaktiv sind. Eine mögliche Erklärung dafür ist, dass körperliche Aktivität den Schlaf-Wach-Rhythmus reguliert und den Übergang vom Wachzustand in den Schlafzustand erleichtert.

- **Reduzierung von Schlafstörungen**: Bewegung kann uns dabei helfen, Stress abzubauen und unsere Stimmung zu verbessern. Stress und negative Emotionen sind häufige Auslöser für Schlafstörungen wie Schlaflosigkeit und nächtliches Erwachen. Durch Bewegung werden Endorphine freigesetzt, auch bekannt als "Glückshormone", die eine beruhigende Wirkung haben und uns dabei unterstützen können, besser zu schlafen.

- **Regulierung des Energielevels:** Körperliche Aktivität fördert die Ausschüttung von Hormonen wie Adrenalin und Noradrenalin, die uns Energie verleihen. Eine moderate körperliche Aktivität während des Tages kann dazu beitragen, dass wir uns am Tag energetischer und uns müder fühlen und dementsprechend bereit für den Schlaf machen. Menschen, die einen inaktiven Lebensstil verfolgen, könnten hingegen Schwierigkeiten haben, ihre Energie zu kanalisieren und nachts zur Ruhe zu kommen.

- **Timing ist wichtig**: Die Zeit, zu der wir uns körperlich betätigen, kann ebenfalls eine Rolle für unseren Schlaf spielen. Intensive körperliche Aktivität kurz vor dem Zubettgehen kann uns aufgrund der Ausschüttung von Adrenalin und der Erhöhung der Körpertemperatur wach halten. Es ist daher ratsam, mindestens 2-3 Stunden vor dem Schlafengehen keine intensive Bewegung mehr auszuüben.

Stattdessen kann eine moderate Bewegung am späten Nachmittag oder frühen Abend dazu beitragen, den Körper auf den bevorstehenden Schlaf vorzubereiten.

- **Individualität beachten**: Die Auswirkungen von Bewegung auf den Schlaf können von Person zu Person variieren. Einige Menschen fühlen sich nach körperlicher Aktivität sofort entspannt und müde, während andere möglicherweise mehr Zeit benötigen, um sich zu beruhigen. Es ist wichtig, auf die eigenen Körpersignale zu achten und zu experimentieren, um herauszufinden, welche Art von Bewegung und zu welcher Tageszeit einem am besten dabei hilft, besser zu schlafen.

Indem wir uns regelmäßig bewegen und körperliche Aktivität in unseren Alltag integrieren, schaffen wir eine starke Grundlage für einen gesunden und erholsamen Schlaf. Die Bewegung lässt unseren Geist zur Ruhe kommen und unseren Körper entspannen, und der Schlaf revanchiert sich, indem er uns mit neuer Energie und Frische für den kommenden Tag belohnt. Eine gute Balance aus Bewegung und Schlaf führt uns so zu mehr Gesundheit und Vitalität.

C. Der Einfluss von Stress und Technologie auf den Schlaf

Stress und Technologie sind wie zwei Dinge, die oft unseren Schlaf bedrohen und uns daran hindern können, in die tiefen Weiten der Nacht einzutauchen. Ihre Auswirkungen auf unseren Schlaf sind faszinierend und können unser nächtliches Abenteuer sowohl positiv als auch negativ beeinflussen. Hier sind einige Aspekte, die wir genauer beleuchten wollen:

1. Die Auswirkungen von Stress auf den Schlaf:

Stress ist eine natürliche Reaktion unseres Körpers auf herausfordernde Situationen, die unsere Bewältigungsfähigkeiten fordern. In Maßen kann Stress uns sogar dabei helfen, unsere Leistungsfähigkeit zu steigern und mit schwierigen Situationen umzugehen. Doch wenn Stress chronisch wird und uns Tag und Nacht begleitet, kann er zu einem ernsthaften Hindernis für einen gesunden Schlaf werden.

Während wir schlafen, durchlaufen wir verschiedene Schlafphasen, die wichtig für die körperliche Erholung und die psychische Regeneration sind. Chronischer Stress kann unseren Schlaf-Wach-Rhythmus stören und zu Schlafstörungen führen. Menschen, die unter starkem Stress stehen, berichten häufig von Ein- und Durchschlafproblemen, Albträumen und einem unruhigen Schlaf.

Die Bewältigung von Stress ist daher ein wesentlicher Schritt, um einen gesunden Schlaf zu fördern. Entspannungstechniken wie Meditation, Atemübungen, Yoga und progressive Muskelentspannung können uns dabei helfen, unseren Geist zu beruhigen und unsere Sorgen loszulassen. Diese Techniken helfen uns dabei, Stresshormone abzubauen und unseren Körper in einen Zustand der Entspannung zu versetzen, der für einen erholsamen Schlaf förderlich ist.

Darüber hinaus kann auch eine bewusste Gestaltung des Alltags dazu beitragen, Stress zu reduzieren und somit unseren Schlaf zu verbessern. Die Einführung von Entspannungspausen, Zeit für Hobbys und Aktivitäten, die uns Freude bereiten, sowie der Umgang mit Zeitdruck und Aufgabenplanung können dazu beitragen, dass wir uns am Abend ruhiger und ausgeglichener fühlen.

2. Der Einfluss von Technologie auf den Schlaf:

In der modernen Ära der Technologie sind elektronische Geräte wie Smartphones, Tablets, Computer und Fernsehgeräte zu ständigen Begleitern geworden. Diese Technologien haben viele positive Auswirkungen auf unser Leben, aber sie können auch unsere Schlafqualität beeinflussen, wenn sie nicht bewusst eingesetzt werden.

Das blaue Licht, das von elektronischen Geräten emittiert wird, kann unseren Schlaf-Wach-Rhythmus stören und die Ausschüttung von Melatonin, dem Schlafhormon, hemmen. Melatonin ist normalerweise für die Regulierung unseres Schlafs verantwortlich und signalisiert unserem Körper, dass es Zeit ist, sich zur Ruhe zu begeben. Durch die Exposition gegenüber dem blauen Licht der Technologie wird die Produktion von Melatonin gehemmt, was es uns schwerer macht, einzuschlafen und eine erholsame Nachtruhe zu genießen.

Um den negativen Einfluss der Technologie auf unseren Schlaf zu minimieren, ist es ratsam, vor dem Schlafengehen eine "Technologie-Detox" durchzuführen. Dies bedeutet, elektronische Geräte mindestens eine Stunde vor dem Zubettgehen beiseitezulegen und stattdessen auf entspannende Aktivitäten zu setzen. Also ein Buch lesen, beruhigende Musik hören oder die zuvor genannten Entspannungstechniken anwenden.

Stress und Technologie sind wichtige Faktoren, die unsere Schlafqualität beeinflussen. Indem wir bewusst mit Stress umgehen und blaues Licht vor dem Schlafengehen vermeiden, schaffen wir die Grundlage für einen gesunden und erholsamen Schlaf. Der Weg zu einem besseren Schlaf liegt in der bewussten Gestaltung unseres Lebensstils und der Schaffung einer Schlafumgebung, die uns das Einschlafen so leicht wie möglich macht. So tanzen wir mit den Herausforderungen von Stress und Technologie, damit sie uns nicht länger von einem friedlichen Schlaf abhalten, sondern uns vielmehr in die faszinierende Welt der Träume und der Regeneration führen.

"Es gibt keinen Ersatz für einen guten Schlaf. Es gibt ein paar Strategien für den Umgang mit Schlafproblemen, aber die Wahrheit ist, Schlaf selbst ist und bleibt das beste Mittel." - Dr. Michael Breus

Kapitel VI. Bewältigung von Schlafproblemen

Die Nacht bricht an, und die Welt taucht in Dunkelheit ein. Während die meisten Menschen sich in ihre Betten kuscheln und sich auf einen erholsamen Schlaf freuen, ist für manche das Einschlafen und Durchschlafen eine schier unerreichbare Aufgabe. Die Uhr tickt unaufhaltsam voran, und mit jedem verstrichenen Moment steigt die Frustration und das Bedürfnis nach einer erholsamen Nacht. Willkommen in der Welt der Schlafprobleme, einem Reich voller Herausforderungen, aber auch voller Hoffnung auf einen friedlichen Schlummer. In diesem Kapitel werden wir die faszinierende Reise antreten, wie wir mit Schlaflosigkeit und Einschlafschwierigkeiten umgehen, Strategien entdecken, die unsere Schlafqualität verbessern, und die Zeichen erkennen, wann professionelle Hilfe bei Schlafproblemen notwendig ist.

A. Umgang mit Schlaflosigkeit und Einschlafschwierigkeiten - Wenn die Nacht zur Herausforderung wird

Die Sonne ist längst untergegangen, die Sterne funkeln am Nachthimmel, und die Welt kommt zur Ruhe. Doch für manche Menschen ist die Nacht keine Zeit der Erholung und des friedlichen Schlafs, sondern vielmehr ein dunkles Labyrinth von Schlaflosigkeit und Einschlafschwierigkeiten. Die Stunden verrinnen, während sie im Bett liegen und dem Schlaf vergeblich hinterherjagen. Doch in dieser Finsternis existiert auch ein Funken Hoffnung - der Glaube daran, dass der Schlaf zurückkehren wird und mit ihm die Ruhe, die er verspricht.

1. Den Teufelskreis durchbrechen:
Der Kampf gegen Schlaflosigkeit und Einschlafschwierigkeiten kann zu einem Teufelskreis werden, bei dem sich die Angst vor dem Nicht-Einschlafen-Können und die Frustration über schlaflose Nächte gegenseitig verstärken. Je mehr wir uns darauf fixieren, desto schwieriger wird es, Schlaf zu finden. Dieser endlose Kreislauf von Schlaflosigkeit kann uns in eine Spirale der Sorgen und Ängste hüllen, die uns weiterhin vom Schlaf fernhält.

Um diesen Teufelskreis zu durchbrechen, ist es wichtig, eine positive Einstellung zum Schlaf zu entwickeln. Wir sollten uns nicht zu sehr unter Druck setzen und uns nicht von der Sorge um den Schlaf dominieren lassen. Stattdessen können wir uns auf entspannende Aktivitäten vor dem Schlafengehen konzentrieren und den Schlaf als etwas Natürliches und Beruhigendes betrachten. Der Schlaf wird zu uns zurückkehren, wenn wir ihm Raum geben, ohne ihn zu erzwingen.

2. Einen Schlafrhythmus entwickeln:

Unser Körper sehnt sich nach Ordnung und Struktur, auch wenn es um den Schlaf geht. Ein regelmäßiger Schlafrhythmus ist entscheidend, um unseren Körper und Geist auf den bevorstehenden Schlaf vorzubereiten. Wenn wir jeden Tag zur gleichen Zeit ins Bett gehen und zur gleichen Zeit aufstehen, helfen wir unserem Körper, einen gesunden Schlaf-Wach-Rhythmus zu entwickeln. Diese innere Uhr wird es uns leichter machen, einzuschlafen und morgens erholt aufzuwachen. Selbst am Wochenende sollten wir versuchen, unseren Schlaf-Wach-Rhythmus nicht zu sehr zu verändern, um unseren Körper nicht zu verwirren.

3. Entspannungstechniken vor dem Schlafengehen:

Wir haben es schon einmal angesprochen, aber hier nochmal: Entspannung ist der Schlüssel zum Einschlafen. Unsere modernen Lebensstile können uns oft gestresst und angespannt zurücklassen, was es schwierig macht, den Geist zur Ruhe zu bringen. Entspannungstechniken wie Meditation, Atemübungen, Yoga und progressive Muskelentspannung können uns dabei helfen, unseren Geist zu beruhigen und unsere Muskeln zu entspannen. Indem wir uns auf unseren Atem konzentrieren und unseren Geist von Sorgen befreien, schaffen wir die Grundlage für einen erholsamen Schlaf.

4. Schlafzimmer als Schlaf-Oase gestalten:

Die Umgebung, in der wir schlafen, spielt eine wichtige Rolle für unsere Schlafqualität. Ein ruhiges, dunkles und gut belüftetes Schlafzimmer kann uns dabei unterstützen, besser einzuschlafen und ungestört durchzuschlafen. Eine bequeme Matratze, ein geeignetes Kissen und eine angenehme Raumtemperatur sind ebenfalls entscheidend für einen erholsamen Schlaf. Es ist ratsam, elektronische Geräte aus dem Schlafzimmer zu verbannen, um blauem Licht und Ablenkungen vor dem Zubettgehen aus dem Weg zu gehen.

5. Die richtige Schlafhygiene:

Eine gute Schlafhygiene beinhaltet eine Reihe von Gewohnheiten und Praktiken, die unseren Schlaf fördern. Dazu gehört unter anderem regelmäßige Bewegung, aber nicht unmittelbar vor dem Zubettgehen. Sportliche Aktivitäten können unseren Körper aktivieren und die Ausschüttung von Adrenalin fördern, was uns wachhält.

B. Wann professionelle Hilfe bei Schlafproblemen notwendig ist

Es gibt bestimmte Anzeichen, die darauf hindeuten, dass professionelle Hilfe bei Schlafproblemen erforderlich ist. Eines der häufigsten Anzeichen ist die Unfähigkeit, trotz ausreichender Gelegenheit und Zeit zum Schlafen einzuschlafen oder durchzuschlafen. Menschen, die unter schweren Schlafstörungen leiden, können feststellen, dass sie trotz extremer Müdigkeit oder Erschöpfung Probleme haben, einzuschlafen oder durchzuschlafen.

Ein weiteres Zeichen kann das Gefühl der Schläfrigkeit oder Erschöpfung während des Tages sein, selbst nach einer vollen Nacht Schlaf. Dies kann auf eine schlechte Schlafqualität oder eine Schlafstörung wie Schlafapnoe hinweisen. Wer solche Symptome bemerkt, sollte nicht zögern, professionelle Hilfe in Anspruch zu nehmen.

Schließlich kann das Auftreten von abnormalen Verhaltensweisen während des Schlafs, wie Schlafwandeln, Schlafreden, nächtliche Angstzustände oder Albträume, die den Schlaf stören, ebenfalls auf ein zugrundeliegendes Problem hinweisen, das medizinische Aufmerksamkeit erfordert.

Professionelle Hilfe kann in Form von verschiedenen medizinischen Fachleuten in Anspruch genommen werden, darunter Hausärzte, Psychiater, Neurologen und Psychologen. Es gibt auch Schlafspezialisten, die speziell in der Diagnose und Behandlung von Schlafstörungen ausgebildet sind.

Ein erster Schritt in der professionellen Hilfe könnte eine ausführliche Anamnese und körperliche Untersuchung beinhalten, um mögliche zugrundeliegende medizinische oder psychische Probleme zu identifizieren, die die Schlafprobleme verursachen könnten. In einigen Fällen könnte eine Überweisung zu einem

Schlaflabor für weitere Tests, wie eine Polysomnographie, angebracht sein.

Die Behandlung von Schlafproblemen kann verschiedene Formen annehmen, je nach Art und Schwere der Störung. Sie kann Verhaltenstherapien, Medikamente, Veränderungen im Lebensstil oder eine Kombination davon umfassen.

Der Umgang mit Schlafproblemen kann eine Herausforderung sein, aber es ist wichtig, zu wissen, dass Hilfe zur Verfügung steht. Indem wir uns bewusst für eine bessere Schlafhygiene entscheiden, Strategien zur Bewältigung von Stress erlernen und wenn nötig professionelle Hilfe suchen, können wir Schritte unternehmen, um einen besseren, gesünderen Schlaf zu fördern.

Zusammenfassend lässt sich sagen, dass die Bewältigung von Schlafproblemen oft eine komplexe Aufgabe ist, die sowohl Selbstfürsorge als auch professionelle Hilfe erfordern kann. Es ist wichtig, die Zeichen zu erkennen, wenn sie auftreten, und angemessene Maßnahmen zu ergreifen, um sicherzustellen, dass wir den erholsamen Schlaf bekommen, den wir für unsere allgemeine Gesundheit und unser Wohlbefinden brauchen.

"Träume und tiefer Schlaf sind die Hauptverbindungen zwischen den verschiedenen Phasen des Lebens und unserer täglichen Existenz." - Dr. William C. Dement

Kapitel VII. Schlafgewohnheiten für verschiedene Lebensabschnitte

Schlaf begleitet uns auf unserem Weg durch das Leben und passt sich den unterschiedlichen Bedürfnissen an, die wir in verschiedenen Lebensphasen haben. In diesem Kapitel werden wir die faszinierenden Schlafgewohnheiten für verschiedene Lebensabschnitte entdecken, von den geheimnisvollen Träumen der Babys und Kleinkinder, über die Herausforderungen und Lösungen des Schlafs in der Jugend, bis hin zu einem gesunden Schlaf im Erwachsenenalter und im späten Alter.

A. Schlaf bei Babys und Kleinkindern

Die Welt der Babys und Kleinkinder ist eine zauberhafte, doch auch anstrengende für ihre Eltern. Denn der Schlaf bei Babys und Kleinkindern unterscheidet sich stark von dem der Erwachsenen. Während Erwachsene sich normalerweise auf längere Phasen ununterbrochenen Schlafs freuen können, sind die Schlafmuster bei Babys und Kleinkindern oft unregelmäßig und von kurzen Schlafzyklen geprägt. Die ersten Jahre sind entscheidend für die Entwicklung des Schlafverhaltens, und es gibt einige Geheimnisse, die das Schlummerland für die Kleinen und ihre Eltern angenehmer gestalten können.

Für Babys ist Schlaf eine wichtige Zeit des Wachstums und der Entwicklung. Während sie schlafen, produziert ihr Körper das Wachstumshormon, das für ein gesundes Wachstum und die Entwicklung von Gewebe und Organen unerlässlich ist. Aus diesem Grund verbringen Babys einen Großteil ihrer Zeit mit Schlafen, und ihre Schlafmuster können stark variieren. Sie haben einen kürzeren Schlaf-Wach-Rhythmus als Erwachsene, wodurch sie häufiger aufwachen und gestillt werden wollen.

Ein großer Teil des Schlafes von Babys und Kleinkindern besteht aus REM-Schlaf (Rapid Eye Movement), der mit lebhaften Träumen und schnellen Augenbewegungen einhergeht. Der REM-Schlaf ist wichtig für die Gehirnentwicklung und die Verarbeitung von Eindrücken, die Babys während ihrer Wachphasen gesammelt haben. Daher kann es sein, dass Babys während des REM-Schlafs leichter aufwachen und nach Beruhigung suchen.

Eine angenehme Schlafumgebung ist von großer Bedeutung für Babys und Kleinkinder. Eine beruhigende Atmosphäre, gedämpftes Licht und sanfte Melodien können dazu beitragen, dass die Kleinen leichter in den Schlaf finden. Babys fühlen sich oft wohl, wenn sie eine gewisse Nähe zu ihren Eltern haben, sei es durch das Schlafen im Elternbett oder in einem Beistellbettchen. Die körperliche Nähe und der vertraute Geruch der Eltern geben den Babys ein Gefühl von Sicherheit und Geborgenheit.

Es ist auch wichtig, eine regelmäßige Schlafenszeit zu etablieren, um den Babys eine Routine zu geben und ihnen dabei zu helfen, ihre biologische Uhr zu entwickeln. Eine feste Schlafenszeit signalisiert dem Körper, dass es Zeit ist, sich auf den Schlaf vorzubereiten, und erleichtert das Einschlafen.

Eltern können ihre Babys dabei unterstützen, einen gesunden Schlaf zu entwickeln, indem sie auf ihre Bedürfnisse eingehen und sie liebevoll beruhigen, wenn sie aufwachen oder unruhig sind. Babys und Kleinkinder sind noch nicht in der Lage, ihre Emotionen und Bedürfnisse verbal auszudrücken, daher ist es wichtig, auf ihre nonverbalen Signale zu achten und auf sie einzugehen.

Es ist auch ratsam, Babys nicht zum Schlafen zu zwingen, sondern sie in ihren Schlafenszeiten zu unterstützen. Wenn Babys Anzeichen von Müdigkeit zeigen, wie Gähnen, Augenreiben oder quengeliges Verhalten, ist es Zeit, sie für ein Nickerchen hinzulegen. Übermüdung kann zu Überreizung und Schwierigkeiten beim Einschlafen führen.

Das Schlafen bei Babys und Kleinkindern kann eine Herausforderung für die Eltern sein, aber es ist wichtig, sich daran zu erinnern, dass es sich um eine vorübergehende Phase handelt und dass sich die Schlafmuster im Laufe der Zeit verändern werden. Die Entwicklung eines gesunden Schlafverhaltens von Anfang an legt jedoch den Grundstein für eine positive Schlafkultur und fördert die körperliche und geistige Gesundheit der Kleinen.

Die Reise des Schlafs ist eine Reise durch das Leben, die uns begleitet und uns stärkt. Von den ersten Schritten der Babys bis zu den weisen Jahren des Alters - der Schlaf passt sich den unterschiedlichen Bedürfnissen und Herausforderungen an, die wir in den verschiedenen Lebensphasen haben. Indem wir die Schlafgewohnheiten für jede Lebensphase verstehen und auf eine gesunde Schlafkultur achten, können wir die Magie des Schlafs in jedem Lebensabschnitt nutzen und ein erfülltes und glückliches Leben führen.

B. Jugendliche und Schlaf - Herausforderungen und Lösungen

Die turbulenten Jahre der Jugend sind eine Zeit der Entdeckungen und Veränderungen. Während Jugendliche ihre Identität formen und sich auf den Weg ins Erwachsenenalter machen, begegnen sie auch neuen Herausforderungen in Bezug auf ihren Schlaf. Der ständige Kampf mit dem Wecker, das Schlafen gehen zu unregelmäßigen Zeiten und die Verlockung von Bildschirmen können den Schlaf der Jugendlichen negativ beeinflussen. Doch es gibt Wege, wie sie ihren Schlaf verbessern und ihre Energie für ihre aufregenden Abenteuer nutzen können.

Ein großer Faktor, der den Schlaf der Jugendlichen beeinflusst, ist die sogenannte "soziale Jetlag". Die biologische Uhr von Jugendlichen ist darauf eingestellt, später einzuschlafen und morgens länger zu schlafen. Dies steht jedoch oft im Widerspruch zu den frühen Schulzeiten, die dazu führen, dass sie unter der Woche viel zu früh aufstehen müssen. Am Wochenende versuchen sie den Schlafmangel aufzuholen, indem sie länger schlafen. Dieser ständige

Wechsel zwischen frühem Aufstehen und spätem Schlafengehen kann zu einer Art "Jetlag" führen und den Schlafrhythmus durcheinanderbringen.

Um den Schlaf der Jugendlichen zu verbessern, ist es wichtig, eine regelmäßige Schlafenszeit beizubehalten, auch am Wochenende. Eine feste Schlafenszeit und Aufwachzeit können dazu beitragen, die innere Uhr zu regulieren und den sozialen Jetlag zu minimieren. Obwohl es verlockend sein mag, am Wochenende auszuschlafen, kann dies den Schlaf-Wach-Rhythmus weiter stören und zu Schlafproblemen führen.

Ein weiterer Faktor, der den Schlaf der Jugendlichen beeinträchtigen kann, ist die verstärkte Nutzung von elektronischen Geräten vor dem Schlafengehen. Der blauweiße Lichtanteil von Smartphones, Tablets und Computern hemmt die Produktion des Schlafhormons Melatonin und signalisiert dem Gehirn, dass es noch nicht Zeit ist, schlafen zu gehen. Dadurch kann das Einschlafen erschwert werden und die Schlafqualität leiden.

Es ist ratsam, dass Jugendliche mindestens eine Stunde vor dem Zubettgehen Bildschirmzeit vermeiden und stattdessen entspannende Aktivitäten wählen. Lesen, Yoga oder das Hören von beruhigender Musik können dazu beitragen, den Übergang in den Schlaf zu erleichtern und das Einschlafen zu fördern.

Neben dem Umgang mit den äußeren Einflüssen ist es wichtig, dass Jugendliche eine positive Einstellung zum Schlaf entwickeln. Oft wird Schlaf als unwichtig oder Zeitverschwendung betrachtet, vor allem in einer Gesellschaft, die ständige Aktivität und Produktivität schätzt. Doch Schlaf ist von entscheidender Bedeutung für die körperliche und geistige Gesundheit und die Leistungsfähigkeit im Alltag.

Eltern und Erziehungsberechtigte können hier eine wichtige Rolle spielen, indem sie den Wert des Schlafs vermitteln und eine unterstützende Schlafumgebung schaffen. Gemeinsam können sie eine regelmäßige Schlafenszeit vereinbaren, Bildschirmzeiten begrenzen und einen entspannten Rahmen vor dem Zubettgehen schaffen.

Indem Jugendliche den Schlaf als wichtigen Bestandteil ihrer Gesundheit und ihres Wohlbefindens anerkennen, können sie ihren Schlaf verbessern und ihre Energie für die aufregenden Abenteuer des Lebens nutzen. Eine gute Schlafqualität trägt nicht nur zu einer besseren Konzentration und Leistungsfähigkeit bei, sondern unterstützt auch die emotionale Stabilität und das allgemeine Wohlbefinden während dieser spannenden und herausfordernden Lebensphase.

Die Reise des Schlafs ist eine Reise durch das Leben, die uns begleitet und uns stärkt. Von den ersten Schritten der Babys bis zu den weisen Jahren des Alters - der Schlaf passt sich den unterschiedlichen Bedürfnissen und Herausforderungen an, die wir in den verschiedenen Lebensphasen haben. Indem wir die Schlafgewohnheiten für jede Lebensphase verstehen und auf eine gesunde Schlafkultur achten, können wir die Magie des Schlafs in jedem Lebensabschnitt nutzen und ein erfülltes und glückliches Leben führen.

C. Gesunder Schlaf im Erwachsenenalter und im Alter

Die Mitte des Lebens bringt eine gewisse Ruhe und Stabilität mit sich. Doch auch im Erwachsenenalter und im Alter spielen Schlafgewohnheiten eine bedeutende Rolle für das Wohlbefinden und die Lebensqualität. Während sich der Schlaf im Erwachsenenalter oft als stabiler und regelmäßiger zeigt, können im Alter einige Veränderungen auftreten, die den Schlaf beeinflussen.

Im Erwachsenenalter ist eine ausreichende Schlafdauer von großer Bedeutung, um die körperliche und geistige Gesundheit zu erhalten. Doch in der heutigen hektischen Welt, in der ständige Erreichbarkeit und hohe Arbeitsbelastungen allgegenwärtig sind, vernachlässigen viele Erwachsene ihren Schlaf zugunsten anderer Verpflichtungen. Schlafmangel kann jedoch schwerwiegende Folgen haben und sich negativ auf die kognitive Funktion, die Stimmung und die körperliche Gesundheit auswirken.

Regelmäßiger Sport, eine ausgewogene Ernährung und eine angenehme Schlafumgebung können dazu beitragen, den Schlaf im Erwachsenenalter zu verbessern. Körperliche Aktivität fördert nicht nur die Entspannung, sondern auch die Produktion von Endorphinen, den sogenannten Glückshormonen. Eine aktive Lebensweise kann dazu beitragen, Stress abzubauen und das Einschlafen zu erleichtern. Eine ausgewogene Ernährung, die reich an Nährstoffen ist, sorgt für einen ausgeglichenen Blutzuckerspiegel und kann dazu beitragen, das Aufwachen in der Nacht zu minimieren. Gleichzeitig sollte der Konsum von koffeinhaltigen Getränken, Alkohol und schweren Mahlzeiten vor dem Zubettgehen begrenzt werden, da diese den Schlaf stören können.

Die Schaffung einer beruhigenden Schlafumgebung ist im Erwachsenenalter von besonderer Bedeutung. Ein bequemes Bett, ein ruhiges Schlafzimmer und eine angenehme Raumtemperatur können dazu beitragen, den Schlaf zu fördern. Zudem ist es ratsam, Bildschirmzeit vor dem Schlafengehen zu vermeiden, da das blaue Licht von elektronischen Geräten die Produktion von Melatonin, dem Schlafhormon, stören kann.

Mit fortschreitendem Alter kann sich der Schlaf verändern. Ältere Menschen haben oft Schwierigkeiten, durchzuschlafen und wachen in der Nacht häufiger auf. Dies kann zu Tagesmüdigkeit führen und die Lebensqualität beeinträchtigen. Doch auch im Alter gibt es Möglichkeiten, den Schlaf zu verbessern.

Eine regelmäßige körperliche Aktivität und soziale Interaktion können dazu beitragen, den Schlaf im Alter zu fördern. Sportliche Betätigung hält den Körper fit und gesund, während soziale Kontakte das allgemeine Wohlbefinden steigern können. Aktivitäten im Freien, wie Spaziergänge in der Natur, sind besonders empfehlenswert, da sie das Tageslicht nutzen und den Schlaf-Wach-Rhythmus unterstützen.

Es ist auch wichtig, auf eine ausgewogene Ernährung und eine gesunde Schlafumgebung zu achten. Eine Schlafumgebung, die frei von Lärm und Unannehmlichkeiten ist, kann dazu beitragen, den Schlafzyklus stabil zu halten. Falls nötig, können Schlafmasken oder Ohrstöpsel verwendet werden, um äußere Einflüsse zu minimieren.

Bei Schlafproblemen im Alter kann es hilfreich sein, mit einem Arzt oder Schlafspezialisten zu sprechen, um mögliche Ursachen zu identifizieren und entsprechende Lösungen zu finden. Schlafapnoe und andere Schlafstörungen sind im Alter nicht ungewöhnlich und können effektiv behandelt werden, um die Schlafqualität zu verbessern.

Die Reise des Schlafs ist eine Reise durch das Leben, die uns begleitet und uns stärkt. Von den ersten Schritten der Babys bis zu den weisen Jahren des Alters - der Schlaf passt sich den unterschiedlichen Bedürfnissen und Herausforderungen an, die wir in den verschiedenen Lebensphasen haben. Indem wir die Schlafgewohnheiten für jede Lebensphase verstehen und auf eine gesunde Schlafkultur achten, können wir die Magie des Schlafs in jedem Lebensabschnitt nutzen und ein erfülltes und glückliches Leben führen.

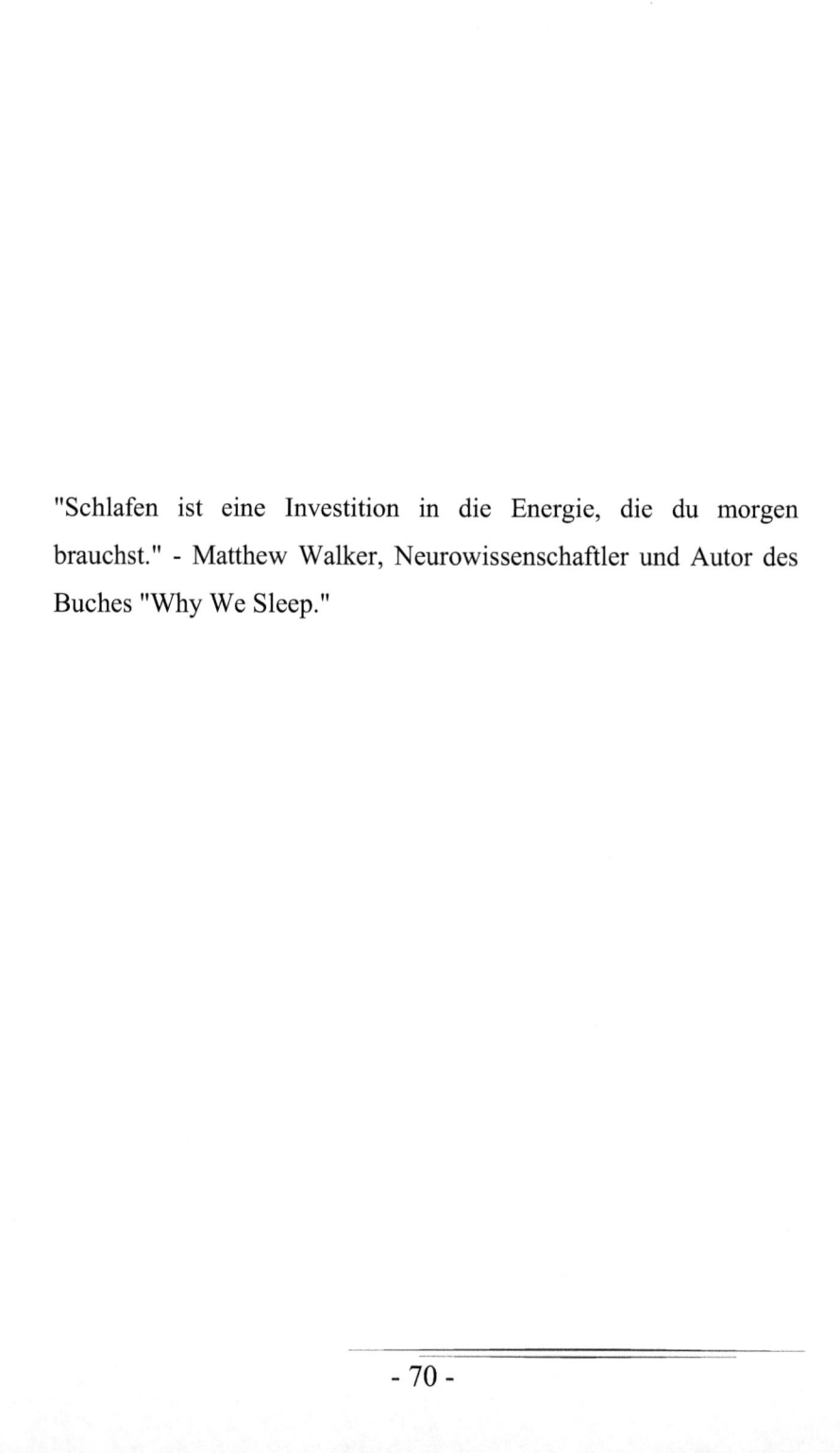

"Schlafen ist eine Investition in die Energie, die du morgen brauchst." - Matthew Walker, Neurowissenschaftler und Autor des Buches "Why We Sleep."

Kapitel VIII: Tipps für einen besseren Schlaf

Die Suche nach einem tiefen und erholsamen Schlaf ist eine Reise, die uns zu einem erfüllten Leben führt. In diesem Kapitel werden wir uns auf diese Reise begeben und die besten Tipps und Strategien entdecken, die uns zu einem besseren Schlaf verhelfen können. Von der Bedeutung einer konsequenten Schlafroutine über die erfrischende Kraft der Powernaps bis hin zu bewährten Strategien für einen erholsamen Schlaf auf Reisen - lassen Sie uns diese spannenden Schlafgeheimnisse erkunden, um jede Nacht zu einem wahren Schlummerparadies zu machen.

A. Die Bedeutung einer konsequenten Schlafroutine

Unser Leben ist geprägt von Rhythmen und Zyklen - die Jahreszeiten wechseln, die Sonne geht auf und unter, und unsere Herzen schlagen in einem beständigen Takt. Doch oft vergessen wir, dass auch unser Schlaf einem harmonischen Rhythmus folgt, der entscheidend für unsere Gesundheit, unser Wohlbefinden und unsere Leistungsfähigkeit ist. Die Schlafroutine ist wie ein magischer Tanz mit unserer inneren Uhr, der uns in die faszinierende Welt des Schlafs führt und uns mit neuer Energie und Frische für den kommenden Tag erfüllt. Lassen Sie uns eintauchen in die Bedeutung einer konsequenten Schlafroutine und die Geheimnisse entdecken, die sie für uns bereithält.

1. Der Tanz mit der inneren Uhr - Die Bedeutung des Schlaf-Wach-Rhythmus

Unser Körper ist ein Meisterwerk der biologischen Uhrwerke. Tief in unserem Gehirn liegt der suprachiasmatische Nukleus (SCN), auch bekannt als die "innere Uhr". Diese winzige, aber mächtige Struktur steuert unseren Schlaf-Wach-Rhythmus und regelt eine Vielzahl von physiologischen Prozessen, darunter Hormonproduktion, Körpertemperatur und Stimmungsschwankungen. Der Schlaf-Wach-Rhythmus folgt einem etwa 24-stündigen Zyklus, der durch äußere Signale wie Licht und Dunkelheit beeinflusst wird. Wenn dieser Rhythmus gestört wird, kann dies zu Schlafstörungen, Erschöpfung und gesundheitlichen Problemen führen.

2. Die Macht der Gewohnheit - Warum eine Schlafroutine wichtig ist

Die Synchronisation mit der inneren Uhr: Eine konsequente Schlafroutine hilft unserem Körper, sich mit der inneren Uhr zu synchronisieren und einen stabilen Schlaf-Wach-Rhythmus zu entwickeln. Indem wir zu ähnlichen Zeiten ins Bett gehen und aufwachen, geben wir unserer inneren Uhr klare Signale und fördern einen gesunden und regulierten Schlaf.

- **Die Qualität des Schlafs verbessern:** Eine konsequente Schlafroutine kann die Qualität unseres Schlafs verbessern. Wenn unser Körper weiß, wann es Zeit ist, sich auszuruhen, kann er sich besser auf den Schlaf vorbereiten und schneller in eine tiefere und erholsamere Schlafphase eintreten.
- **Die Steigerung der Schlafeffizienz:** Eine Schlafroutine kann die Effizienz unseres Schlafs steigern. Indem wir unsere Schlafenszeit und Aufwachzeit festlegen, verbringen wir weniger Zeit im Bett wach und wälzen uns hin und her. Stattdessen nutzen wir die Zeit im Bett effektiv für unseren erholsamen Schlaf.
- **Die Stärkung der körperlichen und geistigen Gesundheit:** Regelmäßiger und ausreichender Schlaf ist entscheidend für unsere körperliche und geistige Gesundheit. Eine konsequente Schlafroutine kann dazu beitragen, Stress zu reduzieren, das Immunsystem zu stärken und das Risiko von Herz-Kreislauf-Erkrankungen, Depressionen und anderen gesundheitlichen Problemen zu senken.

3. Der Tanz beginnt - Tipps für eine konsequente Schlafroutine

- **Den idealen Schlafrhythmus finden:** Jeder Mensch hat einen individuellen Schlafrhythmus, der am besten zu seinen Bedürfnissen und Lebensumständen passt. Achten Sie darauf, genügend Zeit für Schlaf einzuplanen und experimentieren Sie mit verschiedenen Schlafenszeiten, um herauszufinden, welcher Rhythmus Ihnen am besten entspricht.

- **Die Schlafenszeit priorisieren:** In unserer hektischen Welt neigen wir dazu, den Schlaf zu vernachlässigen und anderen Aktivitäten den Vorrang zu geben. Doch Schlaf sollte keine Nebensache sein, sondern eine Priorität. Planen Sie Ihre Schlafenszeit genauso sorgfältig wie andere Termine in Ihrem Kalender und lassen Sie sich nicht von unnötigen Ablenkungen davon abbringen.

- **Eine abendliche Routine entwickeln:** Eine abendliche Routine kann uns dabei helfen, unseren Geist auf den bevorstehenden Schlaf vorzubereiten. Nehmen Sie sich Zeit für Entspannungstechniken, lesen Sie ein Buch oder hören Sie beruhigende Musik, um den Alltagsstress abzuschütteln und zur Ruhe zu kommen.

- **Die Schlafumgebung optimieren:** Schaffen Sie eine angenehme und beruhigende Schlafumgebung, die zum Entspannen einlädt. Achten Sie auf eine bequeme Matratze und Kissen, verdunkeln Sie den Raum und reduzieren Sie störende Geräusche, um eine optimale Schlafumgebung zu schaffen.

- **Die Wochenenden nicht vergessen:** Eine konsequente Schlafroutine sollte auch am Wochenende beibehalten werden, um unseren Körper nicht aus dem Gleichgewicht zu bringen. Versuchen Sie, auch am Wochenende zur gleichen Zeit ins Bett zu gehen und aufzuwachen, um den Rhythmus nicht zu unterbrechen.

4. Die Herausforderungen meistern - Unterwegs und bei Schichtarbeit

Reisen und Schichtarbeit können die Einhaltung einer konsequenten Schlafroutine erschweren. Doch auch in diesen Situationen gibt es Möglichkeiten, den Schlaf-Wach-Rhythmus zu unterstützen. Versuchen Sie, sich so schnell wie möglich an die neuen Gegebenheiten anzupassen und halten Sie sich an eine feste Schlafenszeit, um Ihren Körper zu unterstützen.

Entspannungstechniken können auch unterwegs oder bei Schichtarbeit hilfreich sein, um Ihren Geist zu beruhigen und sich auf den Schlaf einzustimmen.

Die Verwendung von Schlafhilfen sollte jedoch nur als letzte Option in Betracht gezogen werden und sollte immer mit einem Arzt abgestimmt werden.

5. Eine lebenslange Reise

Die Bedeutung einer konsequenten Schlafroutine ist eine lebenslange Reise. Mit jedem Tag, den wir unseren Körper achten und ihm die Ruhe und Erholung geben, die er braucht, setzen wir die Grundlage für eine gesunde und erfüllte Zukunft. Eine Schlafroutine mag auf den ersten Blick wie eine einfache Gewohnheit erscheinen, aber sie hat die Kraft, unser Leben zu transformieren. Der Tanz mit unserer inneren Uhr führt uns zu einem Ort der inneren Harmonie und Zufriedenheit, an dem wir jeden Tag mit frischer Energie und einem klaren Geist begrüßen können. Also lassen Sie uns diesen Tanz beginnen und uns auf eine Reise begeben, die uns zu einem gesunden und erfüllten Schlaf führt - ein Geschenk, das uns ein Leben lang begleiten wird.

B. Powernaps - Die erfrischende Kraft des Kurzschlafs

Die Zeit rast dahin, und die Anforderungen des modernen Lebens setzen uns ständig unter Druck. Zwischen Arbeit, Familie, sozialen Verpflichtungen und persönlichen Zielen bleibt oft wenig Raum für Ruhe und Erholung. Müdigkeit schleicht sich in unsere Tage und legt sich wie ein dichter Nebel über unsere Gedanken. Doch die Antwort auf unsere Erschöpfung liegt nicht unbedingt in langen Schlafphasen oder ausgedehnten Auszeiten. Manchmal brauchen wir nur einen kurzen Moment der Erholung, um unsere Batterien wieder aufzuladen und mit neuer Energie voranzuschreiten. Willkommen in der faszinierenden Welt der Powernaps - der erfrischenden Kraft des Kurzschlafs.

1. Was sind Powernaps und wie funktionieren sie?

Powernaps, auch als Kurzschlaf oder Schlafpause bekannt, sind kurze Schlafphasen, die dazu dienen, unseren Körper und Geist schnell zu erfrischen und zu revitalisieren. Anders als ein langer Nachtschlaf dauern Powernaps typischerweise nur etwa 10 bis 30 Minuten. Diese kurze Zeitspanne ist ausreichend, um die körperliche und geistige Müdigkeit zu reduzieren und unser Energielevel zu steigern, ohne in die Tiefphasen des Schlafs einzutreten, die manchmal zu einer morgendlichen Benommenheit führen können.

Der Trick bei Powernaps liegt darin, die richtige Dauer zu finden. Ein zu langer Kurzschlaf kann uns in eine tiefe Schlafphase führen, aus der es schwierig sein kann, schnell aufzuwachen und in den Alltag zurückzukehren. Auf der anderen Seite ist ein zu kurzer Powernap möglicherweise nicht ausreichend, um uns die gewünschte Erholung zu bieten. Für die meisten Menschen ist eine Powernap-Dauer von etwa 15 bis 20 Minuten ideal, um die gewünschten Vorteile zu erzielen.

2. Die Vorteile von Powernaps

- **Steigerung der kognitiven Leistungsfähigkeit**: Powernaps können wie magische Elixire für unseren Geist sein. Studien haben gezeigt, dass ein kurzer Schlaf am Nachmittag unsere kognitive Leistungsfähigkeit verbessern kann. Nach einem Powernap sind wir in der Lage, komplexe Aufgaben schneller zu lösen, unsere Konzentration zu steigern und unsere kreativen Fähigkeiten zu entfalten. Es ist, als ob unsere grauen Zellen einen belebenden Regenschauer erfahren und sich danach frischer, klarer und leistungsfähiger anfühlen.

- **Verbesserung der Stimmung und Reduzierung von Stress**: Müdigkeit kann oft zu Reizbarkeit, Frustration und einer schlechten Stimmung führen. Ein Powernap kann wie ein sanftes Beruhigungsmittel wirken, das unsere Emotionen stabilisiert und uns hilft, Stress abzubauen. Während des Kurzschlafs produziert unser Körper das Glückshormon Serotonin, das für positive Gefühle und Entspannung verantwortlich ist. Dadurch fühlen wir uns nach einem Powernap erfrischt und gestärkt, um den Herausforderungen des Tages zu begegnen.

- **Steigerung der Produktivität und Kreativität:** In der heutigen schnelllebigen Welt ist Produktivität ein wertvolles Gut. Powernaps können uns helfen, unsere Produktivität zu steigern, indem sie uns die Möglichkeit geben, eine kurze Pause einzulegen und uns dann mit neuer Energie und Frische wieder an die Arbeit zu machen. Ein kurzer Schlaf kann auch unsere kreativen Fähigkeiten verbessern, indem er unsere kreativen Denkprozesse anregt und unsere kreativen Problemlösungsfähigkeiten verbessert.

- **Verbesserung der physischen Leistungsfähigkeit**: Nicht nur unser Geist, sondern auch unser Körper profitiert von Powernaps. Ein kurzer Schlaf kann die physische Leistungsfähigkeit steigern, indem er unsere Muskeln und Gelenke entspannt und unsere Reaktionszeiten verbessert. Athleten und Sportler nutzen oft Powernaps, um sich vor einem Wettkampf oder Training zu erholen und ihre Leistung zu optimieren.

3. **Die Kunst des Powernaps - Tipps für einen erfolgreichen Kurzschlaf**

- **Den richtigen Zeitpunkt wählen**: Der optimale Zeitpunkt für einen Powernap ist oft am Nachmittag, wenn sich eine natürliche Abnahme der Wachsamkeit und Energie bemerkbar macht. Ein Powernap zu spät am Abend kann jedoch unseren Nachtschlaf stören, daher ist es ratsam, es nicht zu nah an der Schlafenszeit zu planen.
- **Die passende Umgebung schaffen**: Ein Powernap ist am effektivsten in einer ruhigen und abgedunkelten Umgebung. Wenn möglich, sollten Sie sich an einen Ort zurückziehen, an dem Sie nicht gestört werden und sich entspannen können. Eine Augenmaske und Ohrstöpsel können ebenfalls hilfreich sein, um störende visuelle und akustische Reize zu reduzieren.
- **Entspannende Techniken nutzen**: Bevor Sie Ihren Powernap beginnen, können Sie Entspannungstechniken wie Atemübungen oder Meditation anwenden, um Ihren Geist zu beruhigen und sich auf den Kurzschlaf einzustimmen.

- **Die richtige Dauer wählen**: Ein Powernap sollte idealerweise zwischen 15 und 20 Minuten dauern, um die gewünschten Vorteile zu erzielen, ohne in die Tiefphasen des Schlafs einzutreten.
- **Den Wecker stellen**: Es ist wichtig, einen Wecker zu stellen, um sicherzustellen, dass Ihr Powernap nicht zu lange dauert und Sie nicht in einen tieferen Schlaf eintreten, der es schwer machen könnte, wieder aufzuwachen.

4. Wann Powernaps nicht empfehlenswert sind

Obwohl Powernaps viele Vorteile bieten, sind sie nicht für jeden geeignet und es gibt bestimmte Situationen, in denen sie nicht empfehlenswert sind. Menschen, die unter Schlafstörungen oder Schlaflosigkeit leiden, sollten Powernaps möglicherweise vermeiden, da sie den Nachtschlaf stören könnten. Ebenso können Powernaps bei manchen Personen zu einer morgendlichen Benommenheit führen, insbesondere wenn sie zu lange dauern oder zu spät am Tag eingenommen werden.

Es ist auch wichtig zu beachten, dass Powernaps keine dauerhafte Lösung für chronische Müdigkeit oder Schlafprobleme sind. Wenn Müdigkeit und Erschöpfung anhalten oder regelmäßig auftreten, sollte dies von einem Arzt abgeklärt werden, um mögliche zugrunde liegende gesundheitliche Probleme zu identifizieren und zu behandeln.

Insgesamt sind Powernaps ein wertvolles Werkzeug, um unsere Energie und Leistungsfähigkeit zu steigern und uns einen Moment der Erholung inmitten eines hektischen Tages zu gönnen. Wenn sie richtig angewendet werden, können Powernaps unsere geheimen Verbündeten werden und uns auf unserer Reise zu einem gesunden und erfüllenden Schlaf begleiten.

C. Strategien für einen erholsamen Schlaf auf Reisen

Die Welt ist ein faszinierender Ort, der darauf wartet, von uns entdeckt zu werden. Neue Abenteuer, fremde Kulturen und aufregende Landschaften locken uns hinaus in die Ferne. Doch während das Reisen unsere Seele nährt und unseren Horizont erweitert, kann es manchmal auch eine Herausforderung für unseren Schlaf sein. Die Unbekanntheit der Umgebung, ungewohnte Betten und die Unruhe der Reise können unseren Schlafrhythmus stören und uns von einer erholsamen Nacht abhalten. Doch keine Sorge, in diesem Kapitel werden wir die Geheimnisse enthüllen, wie wir unseren Schlaf auf Reisen meistern und uns von der Magie des Erkundens nicht unsere Ruhe rauben lassen.

1. **Vorbereitung ist der Schlüssel**
   - **Eine vertraute Decke**: Wenn möglich, nehmen Sie Ihre eigene Decke oder Ihr eigenes Kissen mit auf die Reise. Der vertraute Geruch und das vertraute Gefühl können Ihnen helfen, sich in einer neuen Umgebung besser zu entspannen und schneller einzuschlafen.
   - **Die richtige Schlafmaske**: Eine hochwertige Schlafmaske kann ein wahrer Retter sein, um störendes Licht auszublenden und die Dunkelheit zu schaffen, die für einen erholsamen Schlaf notwendig ist.
   - **Ohrstöpsel für die Ruhe**: Ebenso wichtig wie eine Schlafmaske sind Ohrstöpsel. Diese kleinen Helferlein können Ihnen dabei helfen, sich vor störenden Geräuschen abzuschirmen und eine ruhige Umgebung für Ihren Schlaf zu schaffen.
   - **Entspannungstechniken vor dem Schlafengehen**: Wenn Sie in einer neuen Umgebung schlafen, kann es schwierig

sein, sich zu entspannen. Entspannungstechniken wie Atemübungen, Meditation oder progressive Muskelentspannung können Ihnen helfen, Ihren Geist zu beruhigen und sich auf den Schlaf einzustimmen.

2. **Die ideale Schlafumgebung auf Reisen schaffen**
- **Die Wahl des richtigen Hotels oder Unterkunft**: Wenn möglich, wählen Sie eine Unterkunft, die für einen erholsamen Schlaf optimiert ist. Suchen Sie nach Hotels oder Pensionen, die für ihre ruhige Lage und angenehme Betten bekannt sind.
- **Die Schlafumgebung anpassen**: Machen Sie Ihr Hotelzimmer zu Ihrem persönlichen Schlafnest. Verdunkeln Sie den Raum mit Vorhängen oder einer Schlafmaske, schaffen Sie eine angenehme Raumtemperatur und nutzen Sie Ohrstöpsel, um störende Geräusche auszublenden.
- **Technologie-Detox vor dem Schlafengehen**: Vermeiden Sie die Verwendung von elektronischen Geräten wie Smartphones oder Tablets vor dem Schlafengehen. Das blaue Licht dieser Geräte kann die Ausschüttung des Schlafhormons Melatonin stören und Ihren Schlaf beeinträchtigen.

3. **Den Jetlag überlisten**
- **Anpassung an die neue Zeitzone**: Wenn Sie in eine andere Zeitzone reisen, kann es einige Tage dauern, bis sich Ihr Körper an die neue Zeit gewöhnt hat. Versuchen Sie, sich so schnell wie möglich an den neuen Rhythmus anzupassen, indem Sie Ihre Schlafenszeit entsprechend ändern.
- **Natürliche Schlafmittel**: Es gibt einige natürliche Schlafmittel, die Ihnen helfen können, sich zu entspannen

und schneller einzuschlafen, wie zum Beispiel Melatonin oder Baldrian. Diese sollten jedoch nur nach Rücksprache mit einem Arzt eingenommen werden.

- **Licht- und Dunkelheits-Exposition**: Licht ist ein wichtiger Faktor für die Regulation unseres Schlaf-Wach-Rhythmus. Wenn Sie in eine neue Zeitzone reisen, ist es hilfreich, sich dem natürlichen Licht auszusetzen, um Ihren Körper auf die neue Zeit einzustellen. Am Morgen sollten Sie sich so viel wie möglich dem Tageslicht aussetzen, und am Abend sollten Sie die Exposition von hellem Licht vermeiden, um Ihren Körper auf die bevorstehende Nachtruhe vorzubereiten.

4. **Den Schlaf im Flugzeug meistern**

- **Die richtige Sitzplatzwahl**: Wenn möglich, wählen Sie einen Sitzplatz in der Nähe des Fensters, um sich anlehnen und Ihren Kopf abstützen zu können. Vermeiden Sie Sitze in der Nähe von Toiletten oder Küchen, da diese Bereiche oft lauter und unruhiger sind.

- **Bequeme Kleidung**: Tragen Sie bequeme Kleidung und lockere Schuhe, damit Sie sich während des Fluges entspannen können.

- **Entspannungstechniken anwenden**: Nutzen Sie Entspannungstechniken wie Atemübungen oder Meditation, um sich zu beruhigen und sich auf den Schlaf während des Fluges einzustimmen.

- **Powernaps nutzen**: Wenn der Flug länger dauert und Sie erschöpft sind, können Powernaps eine Möglichkeit sein, sich kurz zu erholen und neue Energie zu tanken.

5. **Den Schlaf auf Langstreckenflügen erleichtern**
- **Reisen in der Business Class oder First Class**: Wenn Ihr Budget es erlaubt, kann das Upgrade auf einen Sitz in der Business Class oder First Class den Unterschied machen, wenn es darum geht, während eines Langstreckenfluges besser zu schlafen. Die zusätzliche Beinfreiheit und der Komfort können Ihnen helfen, sich besser zu entspannen und einzuschlafen.
- **Die Verwendung von Schlafhilfen**: Wenn Sie auf einem Langstreckenflug schlafen möchten, können Sie in Absprache mit Ihrem Arzt Schlafmittel in Betracht ziehen. Diese sollten jedoch nur in Ausnahmefällen und unter ärztlicher Aufsicht eingenommen werden, da sie Nebenwirkungen haben können und auf Dauer nicht empfohlen werden.

6. **Flexibilität und Geduld**

Bei all den Bemühungen, einen erholsamen Schlaf auf Reisen zu ermöglichen, ist es wichtig, sich auch auf Unvorhergesehenes einzustellen. Manchmal kann es trotz aller Vorbereitungen und Strategien schwierig sein, in einer neuen Umgebung gut zu schlafen. Es ist wichtig, flexibel zu bleiben und sich nicht zu sehr unter Druck zu setzen. Geben Sie sich Zeit, sich an die neuen Gegebenheiten zu gewöhnen, und genießen Sie die Reise in vollen Zügen. Denn oft sind es gerade die unerwarteten Erfahrungen, die uns auf unseren Reisen am meisten bereichern und in Erinnerung bleiben.

Abschließende Gedanken

Reisen ist eine wundervolle Möglichkeit, die Welt zu erkunden und unvergessliche Erfahrungen zu sammeln. Der Schlaf sollte dabei kein Hindernis sein, sondern ein treuer Begleiter auf unserer Reise. Mit den richtigen Vorbereitungen, der passenden Schlafumgebung und ein wenig Geduld können wir unseren Schlaf auf Reisen meistern und uns von der Magie der Ferne verzaubern lassen, ohne unsere Ruhe zu opfern. Also, packen Sie Ihre Koffer, machen Sie sich bereit und lassen Sie den Schlaf mit Ihnen reisen - denn die Welt wartet darauf, entdeckt zu werden, und Sie können sie mit einem erfrischten Geist und einem ausgeruhten Körper in vollen Zügen genießen. Bon voyage!

"Träume sind der Weg zu dem, was im Unbewussten Selbst schlummert." - Carl Gustav Jung

Kapitel IX. Die Rolle von Träumen und Schlafzyklen - Im Reich der Nacht

Träume sind eine faszinierende und oft mysteriöse Komponente unseres Schlafes. Sie scheinen eine Welt zu öffnen, die von unserem bewussten Verstand unabhängig ist, voller surrealer Bilder, unerwartete Begegnungen und manchmal auch Erlebnisse, die tiefgreifende Emotionen auslösen. Was bedeuten diese nächtlichen Geschichten? Warum träumen wir überhaupt? Und was hat das mit unseren Schlafzyklen zu tun? Begeben wir uns auf eine Reise in das Reich der Nacht, um Antworten auf diese Fragen zu finden.

A. Warum Träumen wir ? Das Geheimnisvolle Theater der Nacht

Ein Traum wird von unseren Gedanken und Emotionen gelenkt. Er ist eine erlebte Erfahrung während des Schlafs, die Bilder, Klänge, Emotionen und Sinneseindrücke miteinander verbindet, ohne dass wir uns dessen bewusst sind. Träume können realistisch oder surreal sein, angenehm oder beängstigend, kreativ oder repetitiv. Sie sind ein einzigartiges Fenster in unser Unterbewusstsein und können uns Einblicke in unsere innersten Wünsche, Ängste und ungelösten Konflikte geben.

Die Funktion des Traums - Theorien und Interpretationen

- **Verarbeitung von Erlebnissen**: Eine Theorie besagt, dass Träume dazu dienen, die Erlebnisse und Informationen des Tages zu verarbeiten. Während des Schlafs sortiert unser Gehirn die Eindrücke des Tages und verknüpft sie mit bereits vorhandenem Wissen. Diese Verarbeitung kann zu den bizarren und unzusammenhängenden Bildern führen, die wir in unseren Träumen erleben.
- **Erfüllung von Wünschen**: Sigmund Freud, der berühmte Psychoanalytiker, glaubte, dass Träume die Erfüllung unterdrückter Wünsche darstellen. In unseren Träumen können wir unsere tiefsten Sehnsüchte und Bedürfnisse ausleben, die im wachen Zustand oft von sozialen Normen und Einschränkungen unterdrückt werden.
- **Problemlösung und Kreativität**: Träume können auch eine Rolle bei der Problemlösung und der Förderung der Kreativität spielen. In Träumen können wir neue Ideen und Lösungsansätze entdecken, die uns im wachen Zustand nicht bewusst sind.

B. Die Rolle der Schlafzyklen

Unser Schlaf ist nicht ein kontinuierlicher, einheitlicher Zustand. Stattdessen durchlaufen wir im Schlaf verschiedene Phasen, die jeweils unterschiedliche Funktionen und Eigenschaften haben. Diese Phasen, bekannt als Schlafzyklen, bestehen aus vier Stufen von NREM-Schlaf (Non-Rapid Eye Movement), gefolgt von einer REM-Schlafphase. Ein typischer Schlafzyklus dauert etwa 90 bis 110 Minuten und wird mehrmals pro Nacht wiederholt.

NREM-Schlaf ist für die körperliche Erholung und Regeneration wichtig, während REM-Schlaf oft mit mentaler Erholung und Gedächtniskonsolidierung in Verbindung gebracht wird. Es ist während der REM-Phase, dass das meiste Träumen stattfindet.

C. Das Mysterium der REM-Phase

Die REM-Schlafphase ist besonders faszinierend und noch immer Gegenstand intensiver Forschung. Während der REM-Phase zeigen unsere Gehirne eine ähnliche Aktivität wie im wachen Zustand, aber unser Körper ist in einem Zustand der Paralyse, vermutlich um uns daran zu hindern, unsere Träume auszuspielen.

Zusätzlich zum Träumen scheint die REM-Phase auch eine Schlüsselrolle bei der Gedächtniskonsolidierung zu spielen, insbesondere beim Lernen komplexer Aufgaben oder Fähigkeiten. Studien haben gezeigt, dass Menschen, die nach dem Lernen eine REM-reiche Schlafphase hatten, besser darin waren, neue Fähigkeiten zu erlernen und sich an neue Informationen zu erinnern.

D. Träume und ihre Bedeutung – Ein Fenster in unser Unterbewusstsein

Die Bedeutung unserer Träume zu interpretieren, kann eine Herausforderung sein. Manche Psychologen und Schlafforscher argumentieren, dass Träume eine Reflexion unseres Unterbewusstseins sind und Hinweise auf unsere tiefsten Ängste, Hoffnungen und Wünsche geben können. Sie können auch ein Weg sein, um emotionale Ereignisse zu verarbeiten oder uns auf zukünftige Herausforderungen vorzubereiten.

Träume sprechen oft in einer Sprache der Symbolik, die wir entschlüsseln können, um ihre Botschaften zu verstehen. Symbole in Träumen können von individueller Bedeutung sein, aber es gibt auch einige allgemeine Symbole, die häufig in Träumen auftauchen und bestimmte Konzepte repräsentieren.

- **Wasser**: Wasser ist ein häufiges Symbol in Träumen und kann auf unsere Gefühle, Emotionen und das Unbewusste hinweisen. Ruhiges Wasser kann innere Ruhe und Ausgeglichenheit symbolisieren, während stürmisches Wasser auf emotionale Turbulenzen hindeuten kann.
- **Fliegen**: Das Träumen vom Fliegen ist ein Symbol für Freiheit, Selbstvertrauen und das Überwinden von Hindernissen. Es kann auch eine Metapher für unsere Sehnsucht nach Unabhängigkeit und Abenteuer sein.
- **Verfolgung**: Träume von Verfolgung können auf Ängste oder ungelöste Probleme hinweisen, vor denen wir davonlaufen möchten. Sie spiegeln oft das Gefühl wider, dass uns etwas bedroht oder uns verfolgt.

Die Interpretation von Träumen ist eine uralte Kunst, die in verschiedenen Kulturen und zu verschiedenen Zeiten praktiziert wurde. Traumdeutung kann uns helfen, die versteckten Botschaften unserer Träume zu verstehen und die tieferen Bedeutungen zu erkennen, die unser Unterbewusstsein uns vermitteln möchte.

Es ist wichtig zu betonen, dass Traumdeutung subjektiv ist und von Person zu Person unterschiedlich sein kann. Träume sind persönliche Erfahrungen, die von unseren individuellen Lebensumständen, Erfahrungen und Gefühlen geprägt sind. Daher kann ein und derselbe Traum für verschiedene Menschen unterschiedliche Bedeutungen haben.

Gleichzeitig warnen Experten davor, Träume zu wörtlich zu nehmen, oder zu viel in einzelne Traumbilder hineinzulesen. Während Träume nützliche Einblicke in unseren emotionalen Zustand geben können, sind sie oft symbolisch und individuell unterschiedlich. Die Bedeutung eines Traums kann stark von einer Person zur anderen und vom Kontext abhängen.

Ob wir uns an unsere Träume erinnern oder nicht, sie sind ein integraler Bestandteil unserer Schlafzyklen und spielen eine wichtige Rolle in unserer emotionalen und kognitiven Gesundheit. Im Reich der Nacht, während unser Körper zur Ruhe kommt, ist unser Gehirn weit davon entfernt, auszuschalten. Stattdessen nutzt es diese Zeit, um zu verarbeiten, zu konsolidieren und uns auf einen neuen Tag vorzubereiten. Durch ein besseres Verständnis unserer Träume und Schlafzyklen können wir lernen, unsere Schlafqualität zu verbessern und somit unser Wohlbefinden insgesamt zu steigern.

E. Lucide Träume: Bewusstsein im Traumreich

Stellen Sie sich vor, Sie könnten die Grenzen der Realität sprengen und in eine Welt eintauchen, in der alles möglich ist - eine Welt Ihrer eigenen Kreation. Dies ist die faszinierende Welt des luziden Träumens, ein Zustand, in dem Sie sich bewusst sind, dass Sie träumen, und die Kontrolle über Ihre Traumhandlungen haben. In diesem Kapitel werden wir uns auf eine Reise begeben, um die Magie und die Möglichkeiten des luziden Träumens zu entdecken. Lassen Sie uns die Geheimnisse dieser außergewöhnlichen Erfahrung enthüllen, die uns erlaubt, Regisseur und Hauptdarsteller unserer nächtlichen Abenteuer zu sein.

Die Idee des luziden Träumens ist keine moderne Erscheinung. Schon in den alten Kulturen wurde von Menschen berichtet, die die Fähigkeit hatten, sich ihrer Träume bewusst zu sein und sie zu steuern. In der westlichen Welt gewann das Thema jedoch erst im 20. Jahrhundert an Aufmerksamkeit, als Psychologen und Forscher begannen, das Phänomen wissenschaftlich zu erforschen.

Ein bahnbrechendes Werk in der Erforschung des luziden Träumens ist das Buch "Die Klartraum-Welt" von Frederik van Eeden aus dem Jahr 1913. Van Eeden prägte den Begriff "luzides Träumen" und beschrieb seine eigenen Erfahrungen mit dieser außergewöhnlichen Fähigkeit.

Es gibt verschiedene Anzeichen, die auf einen luziden Traum hinweisen können:

- **Realitätschecks**: Im luziden Träumen kann die Realität manchmal verzerrt sein, und es können Unstimmigkeiten auftreten. Einige Menschen verwenden daher spezielle Realitätschecks im wachen Zustand, die sie auch im Traum durchführen. Zum Beispiel können Sie versuchen, durch geschlossene Türen zu gehen oder Ihre Handflächen zu betrachten - im Traum könnten sich diese Realitätschecks verändern, und Sie erkennen, dass Sie träumen.

- **Klarheit und Bewusstheit**: Luzide Träume zeichnen sich durch eine außergewöhnliche Klarheit und Bewusstheit aus. Die Sinne können im Traum verstärkt werden, und Sie können die Umgebung mit großer Schärfe wahrnehmen.
- **Kontrolle**: Im luziden Traum haben Sie die Fähigkeit, Ihre Handlungen bewusst zu steuern. Sie können fliegen, an exotischen Orten landen, Zeitreisen unternehmen oder sich mit fiktiven Charakteren treffen - die Grenzen werden nur durch Ihre Vorstellungskraft bestimmt.

F. Die Kunst des luziden Träumens erlernen

Luzides Träumen bietet eine Welt voller unendlicher Möglichkeiten. Es kann eine Quelle der Inspiration und Kreativität sein, die es Ihnen ermöglicht, Ihre kühnsten Fantasien zu erleben und Ihre kreativen Fähigkeiten zu entfalten. Künstler, Schriftsteller und Erfinder haben oft vom luziden Träumen profitiert, um ihre Ideen zu entwickeln und innovative Lösungen zu finden.

Darüber hinaus kann das luzide Träumen auch eine Reise der Selbsterkenntnis sein. Wenn Sie Ihre Träume bewusst erkunden und steuern, haben Sie die Möglichkeit, tief in Ihr Unterbewusstsein zu blicken und verborgene Ängste, Wünsche und Konflikte zu entdecken. Das luzide Träumen kann somit eine transformative Erfahrung sein, die Ihnen hilft, sich selbst besser zu verstehen und persönliches Wachstum zu fördern.

Das luzide Träumen ist eine Fähigkeit, die erlernt und entwickelt werden kann. Es erfordert jedoch Übung und Geduld. Es gibt verschiedene Techniken und Ansätze, die Ihnen helfen können, das luzide Träumen zu erlernen:

- **Traumtagebuch**: Führen Sie ein Traumtagebuch und schreiben Sie Ihre Träume regelmäßig auf. Dies hilft Ihnen, sich besser an Ihre Träume zu erinnern und Muster oder wiederkehrende Themen zu erkennen.
- **Reality Checks**: Führen Sie im wachen Zustand Realitätschecks durch, um Ihre Gewohnheit zu entwickeln, dies auch im Traum zu tun. Dies hilft Ihnen, sich Ihrer Umgebung bewusst zu werden und das Bewusstsein für den Traumzustand zu schärfen.
- **MILD-Technik (Mnemonic Induction of Lucid Dreams)**: Diese Technik beinhaltet das Wiederholen einer bestimmten

Affirmation, wie zum Beispiel "Ich werde mich im Traum bewusst, dass ich träume", bevor Sie einschlafen. Durch die wiederholte Wiederholung kann sich diese Affirmation in Ihrem Unterbewusstsein verankern und Ihre Chancen auf einen luziden Traum erhöhen.

Während das luzide Träumen eine aufregende Erfahrung sein kann, kommt es auch mit einer gewissen Verantwortung. Wenn Sie Ihre Träume bewusst steuern, haben Sie die Möglichkeit, Ihre Fantasien auszuleben und Ihre Wünsche zu erfüllen. Es ist jedoch wichtig, achtsam und ethisch mit dieser Macht umzugehen.

Respektieren Sie Ihre eigenen Grenzen und die Grenzen anderer, auch im Traum. Das luzide Träumen sollte nicht dazu genutzt werden, um anderen Schaden zuzufügen oder unethische Handlungen auszuführen.

Obwohl das luzide Träumen uns eine faszinierende Welt der Möglichkeiten eröffnet, ist es wichtig zu betonen, dass es nach wie vor ein Traum bleibt - eine Schöpfung unseres Geistes. Es kann eine wertvolle Erfahrung sein, die uns Kreativität und Selbsterkenntnis bietet, aber es ist wichtig, dass wir auch die Realität schätzen und uns in unserer wachen Welt engagieren.

Es gibt immer noch viele Fragen über das Phänomen des luziden Träumens, und die Forschung in diesem Bereich geht weiter. Doch eines steht fest: Das luzide Träumen ist eine wundersame Reise in unser eigenes Inneres, die uns zeigt, dass die Grenzen unserer Vorstellungskraft nur durch die Grenzen unserer Träume bestimmt werden. Es ist eine Welt der unbegrenzten Möglichkeiten, in der wir die Fäden des Traumtheaters selbst in der Hand halten und unsere Träume zu einem lebendigen Ausdruck unseres Selbst machen können.

"Schlaf ist ein lebenswichtiger, oft vernachlässigter, Bestandteil jedes Planes zur Verbesserung unserer Gesundheit." - Arianna Huffington

Kapitel X. Schlaf und körperliche Gesundheit – wie uns zu wenig Schlaf krank werden lässt

Schlaf ist weit mehr als nur eine Phase der Ruhe und Erholung. Es ist eine essenzielle Funktion des Körpers, die einen direkten Einfluss auf unsere körperliche Gesundheit hat. In diesem Kapitel werden wir die faszinierende Verbindung zwischen Schlaf und körperlicher Gesundheit untersuchen und entdecken, wie ein ausgewogener Schlaf unsere Gesundheit auf unterschiedliche Weise beeinflusst.

A. Die Regenerationsphase des Körpers

Der Körper ist täglich zahlreichen Belastungen ausgesetzt. Sei es durch körperliche Anstrengung, Stress im Berufs- oder Privatleben oder durch Umwelteinflüsse wie Schadstoffe oder Lärm. Während des Schlafs kann sich der Körper von diesen Belastungen erholen und regenerieren. In den Tiefen des Schlafs werden wichtige Reparatur- und Wachstumsprozesse aktiviert. Zellen werden erneuert, geschädigtes Gewebe repariert und verbrauchte Energiereserven wieder aufgefüllt. Diese Regenerationsphase ist für die Aufrechterhaltung der Gesundheit und die Funktion unseres Organismus von entscheidender Bedeutung.

B. Der Schlaf und das Herz-Kreislauf-System

Das Herz-Kreislauf-System ist ein lebenswichtiges Netzwerk, das Blut und Sauerstoff durch den Körper transportiert. Während des Schlafs sinkt der Blutdruck, da der Körper in einen Zustand der Ruhe und Entspannung übergeht. Dies gibt dem Herzen eine Pause und ermöglicht ihm, sich zu erholen. Gleichzeitig spielt der Schlaf eine wichtige Rolle bei der Regulation von Entzündungsprozessen im Körper. Chronische Entzündungen sind mit einem erhöhten Risiko für Herz-Kreislauf-Erkrankungen wie Herzinfarkt und Schlaganfall verbunden. Ausreichender und qualitativ hochwertiger Schlaf trägt dazu bei, Entzündungen zu reduzieren und das Risiko für diese Erkrankungen zu verringern.

C. Das Immunsystem und Schlaf

Das Immunsystem ist unser körpereigenes Abwehrsystem gegen Krankheitserreger und Infektionen. Während des Schlafs werden spezielle Proteine produziert, die für die Stärkung des Immunsystems unerlässlich sind. Sie helfen dabei, Krankheitserreger zu bekämpfen und unsere Gesundheit zu schützen. Schlafmangel kann dazu führen, dass diese Proteine nicht ausreichend produziert werden, was die Effizienz des Immunsystems beeinträchtigt. Dadurch werden wir anfälliger für Infektionen und Krankheiten. Es ist daher besonders wichtig, genügend Schlaf zu bekommen, um das Immunsystem zu stärken und unsere Abwehrkräfte aufrechtzuerhalten.

D. Gewichtsregulierung und Schlaf

Die Verbindung zwischen Schlaf und Körpergewicht ist eine interessante und oft unterschätzte Beziehung. Schlafmangel kann zu einem Ungleichgewicht in den Hormonen Ghrelin und Leptin führen, die den Appetit regulieren. Ghrelin wird vermehrt produziert, was zu einem gesteigerten Hungergefühl führt, während die Produktion von Leptin, dass das Sättigungsgefühl fördert, reduziert wird. Dies kann dazu führen, dass Menschen, die zu wenig schlafen, ein stärkeres Verlangen nach Nahrung haben und möglicherweise mehr essen, als ihr Körper eigentlich benötigt. Auf lange Sicht kann dies zu Gewichtszunahme und Fettleibigkeit führen. Daher ist es wichtig, ausreichend zu schlafen, um die Hormonbalance zu regulieren und das Risiko für Gewichtsprobleme zu reduzieren.

E. Kognitive Funktionen und Schlaf

Unser Gehirn ist auch im Schlaf aktiv und erfüllt wichtige Funktionen. Während wir schlafen, sortiert das Gehirn Informationen, die wir im Laufe des Tages aufgenommen haben, verarbeitet Erinnerungen und festigt Gelerntes. Ausreichender Schlaf ist daher unerlässlich für eine optimale kognitive Funktion. Menschen, die ausreichend schlafen, können sich besser konzentrieren, Informationen besser behalten und haben eine gesteigerte Problemlösungsfähigkeit. Zudem ist Schlaf wichtig für die kreative Verarbeitung von Gedanken und Ideen. Eine gute Schlafqualität unterstützt daher unsere kognitiven Fähigkeiten und trägt zu einer verbesserten Leistungsfähigkeit im Alltag bei.

Der Zusammenhang zwischen Schlaf und körperlicher Gesundheit ist komplex und vielschichtig. Es ist erstaunlich, wie eine so natürliche und alltägliche Aktivität wie das Schlafen eine so große Auswirkung auf unseren Körper haben kann. Um unsere Gesundheit zu fördern, ist es daher wichtig, dem Schlaf die Aufmerksamkeit zu schenken, die er verdient. Indem wir für ausreichend und qualitativ hochwertigen Schlaf sorgen, können wir unsere körperliche Gesundheit verbessern, das Risiko für verschiedene Krankheiten reduzieren und unser Wohlbefinden steigern.

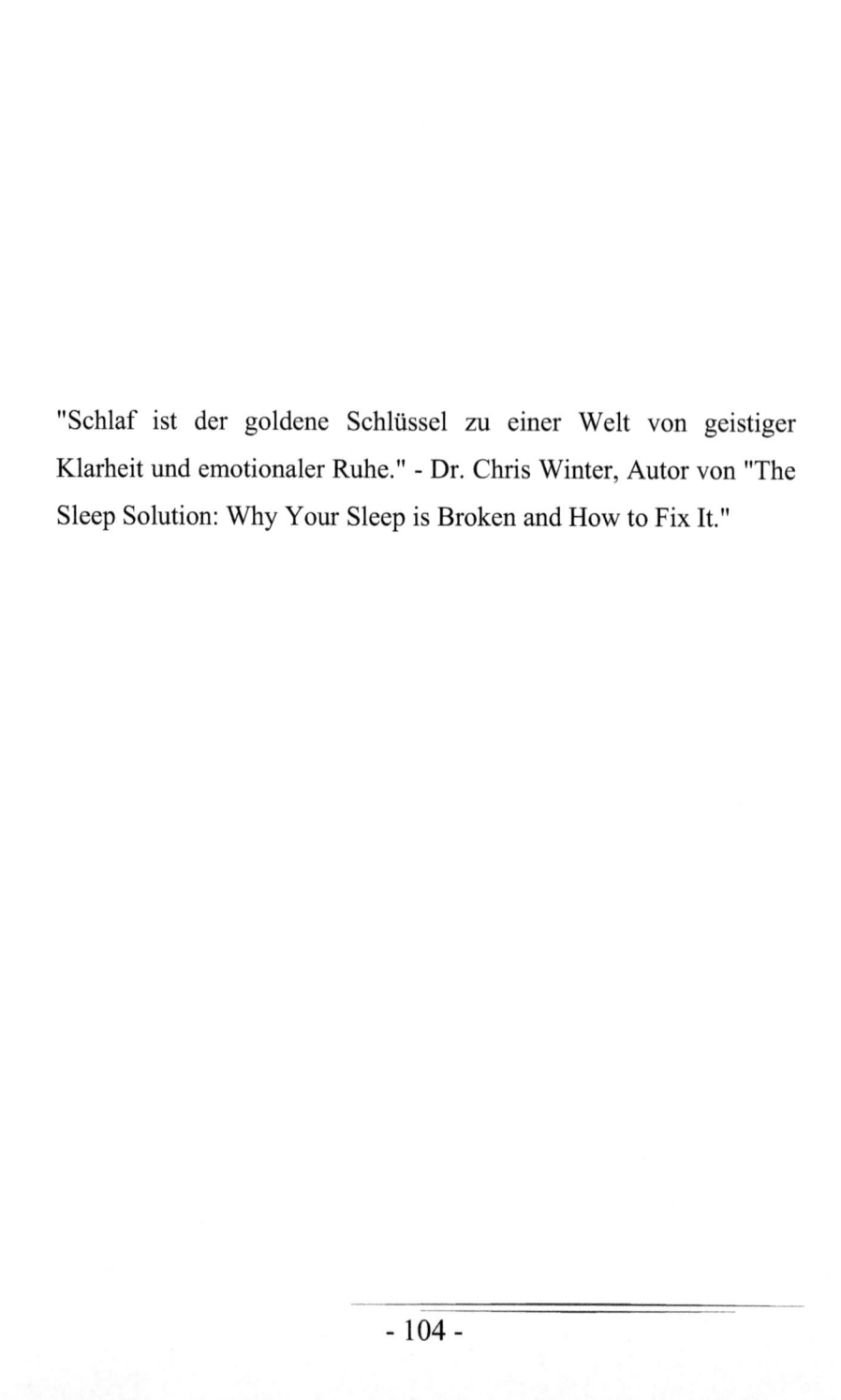

"Schlaf ist der goldene Schlüssel zu einer Welt von geistiger Klarheit und emotionaler Ruhe." - Dr. Chris Winter, Autor von "The Sleep Solution: Why Your Sleep is Broken and How to Fix It."

Kapitel XI. Schlaf und geistige Gesundheit - Die unsichtbaren Fäden zwischen Körper und Geist

Schlaf ist ein fester Bestandteil unseres Lebens. Er ist ein erneuernder und stärkender Prozess, der uns auf den kommenden Tag vorbereitet. Doch seine Rolle reicht weit über die körperliche Erholung hinaus. Schlaf spielt eine entscheidende Rolle für unsere geistige Gesundheit, und dieses Kapitel wird aufzeigen, wie tief dieser Zusammenhang ist.

A. Schlaf und Stressbewältigung

Stress – ein Schatten, der oft über unser Leben zu hängen scheint. Die täglichen Herausforderungen des modernen Lebens können uns zermürben und unser Wohlbefinden beeinträchtigen. Doch der Schlaf erweist sich als mächtiger Verbündeter im Kampf gegen den allgegenwärtigen Stress.

Während wir schlafen, durchläuft unser Geist eine regenerative Reise, bei der er die Erlebnisse des Tages verarbeitet und in das Netzwerk unseres Gedächtnisses integriert. In den Tiefen des Schlafs werden emotionale Erinnerungen sortiert und neu geordnet, was zu einer emotionalen Entlastung führen kann. So werden die negativen Auswirkungen von Stress auf unser Gemüt gemildert.

Doch Schlaf ist nicht nur ein passiver Beobachter in der Stressbewältigung. Er beeinflusst auch unsere physiologischen Reaktionen auf Stress. Während wir schlummern, reduziert sich die Ausschüttung von Stresshormonen wie Cortisol und Adrenalin, was uns tagsüber widerstandsfähiger gegenüber Stressoren macht. Dadurch werden wir nicht nur emotional ausgeglichener, sondern auch körperlich belastbarer.

Um von den heilsamen Kräften des Schlafs zu profitieren, ist es wichtig, den Schlaf als einen festen Bestandteil der Stressbewältigung zu betrachten. Schaffen Sie eine entspannende Schlafumgebung, praktizieren Sie Entspannungstechniken vor dem Zubettgehen und etablieren Sie eine regelmäßige Schlafenszeit. Auf diese Weise werden Sie nicht nur besser mit Stress umgehen können, sondern auch Ihre geistige Gesundheit nachhaltig stärken.

B. Der Zusammenhang zwischen Schlaf und psychischen Erkrankungen

In den dunklen Ecken des Geistes können sich manchmal Schatten verborgen halten, die uns in die Tiefe zu ziehen drohen. Psychische Erkrankungen sind unsichtbare Geister, die viele Menschen heimsuchen und mit ihren unheimlichen Symptomen das Leben trüben können. Doch es gibt einen erstaunlichen Zusammenhang zwischen Schlaf und psychischer Gesundheit, der Hoffnung und Heilung verspricht.

Forscher haben entdeckt, dass Schlafstörungen ein Risikofaktor für die Entwicklung von psychischen Erkrankungen sein können. Menschen, die unter Schlafmangel leiden, sind anfälliger für Depressionen, Angststörungen und andere psychische Probleme. Der Grund liegt in der engen Verbindung zwischen dem Schlaf und den neurochemischen Prozessen, die unsere Stimmung und Emotionen regulieren.

Ein gesunder Schlaf trägt dazu bei, die emotionale Resilienz zu stärken und psychische Erkrankungen vorzubeugen. Während des Tiefschlafs werden Stresshormone abgebaut und die Produktion von Serotonin und anderen Glückshormonen gefördert. Dieser Prozess hat eine aufhellende Wirkung auf unsere Stimmung und hilft uns, psychischen Belastungen besser standzuhalten.

Unser Schlaf spielt eine entscheidende Rolle bei der Regulierung von Stress und Emotionen. Wenn wir gestresst sind, setzt unser Körper vermehrt Stresshormone wie Cortisol frei, die uns in einen Zustand erhöhter Wachsamkeit versetzen. In dieser Stressreaktion kann es schwierig sein, zur Ruhe zu kommen und einen erholsamen Schlaf zu finden.

Gleichzeitig kann Schlafmangel zu einer gesteigerten Stressanfälligkeit führen, da unser Nervensystem nicht ausreichend Zeit hat, sich zu erholen und ins Gleichgewicht zu kommen. Ein Teufelskreis entsteht, bei dem Stress den Schlaf beeinflusst und umgekehrt der Schlaf den Stress verstärkt.

Der Zusammenhang zwischen Schlaf und Angststörungen

Angststörungen sind eine der häufigsten psychischen Erkrankungen, und Schlafstörungen treten oft als Begleiterscheinung auf. Menschen mit Angststörungen haben häufig Schwierigkeiten einzuschlafen oder durchzuschlafen, da ihre Gedanken und Sorgen sie nachts wachhalten. Der Mangel an erholsamem Schlaf kann die Angstsymptome verstärken und zu einem Teufelskreis führen.

Schlafentzug kann die Reaktivität des amygdaloiden Kerns, dem Teil des Gehirns, der für die Verarbeitung von Angst verantwortlich ist, erhöhen. Dies führt zu einer gesteigerten emotionalen Reaktion auf angstauslösende Reize und kann die Angstsymptome verstärken.

Depressionen und Schlafstörungen

Schlafstörungen sind auch ein häufiges Merkmal von Depressionen. Menschen mit Depressionen leiden oft unter Schlaflosigkeit, Früherwachen oder einer gesteigerten Schlafdauer (Hypersomnie). Schlafstörungen können die Symptome der Depression verschlimmern und die Genesung erschweren.

Eine gestörte Schlafarchitektur, bei der die Balance zwischen den Schlafphasen gestört ist, kann bei depressiven Menschen auftreten. Eine verminderte REM-Schlaf-Aktivität kann mit einer reduzierten Fähigkeit zur Verarbeitung von emotionalen Erfahrungen und einer erhöhten emotionalen Reaktivität verbunden sein.

Bipolare Störung - Die Gratwanderung zwischen Schlaf und Stimmung

Menschen mit bipolarer Störung erleben extreme Schwankungen in ihrer Stimmung und ihrem Energieniveau. In der manischen Phase können sie Schwierigkeiten haben, zur Ruhe zu kommen und einen erholsamen Schlaf zu finden, während sie in der depressiven Phase mit Schlafstörungen kämpfen können.

Der circadiane Rhythmus, der unseren Schlaf-Wach-Rhythmus reguliert, ist bei Menschen mit bipolarer Störung oft gestört. Dies kann zu einem unregelmäßigen Schlafmuster führen, das die Symptome der Störung verstärkt.

Schizophrenie und Schlaf - Die geheimnisvolle Verbindung

Schizophrenie ist eine komplexe psychische Erkrankung, bei der die Beziehung zwischen Schlaf und Symptomen noch nicht vollständig verstanden ist. Menschen mit Schizophrenie haben oft Schlafstörungen, aber es ist unklar, ob diese eine Folge der Erkrankung sind oder eine zugrunde liegende biologische Ursache haben.

Ein gestörter Schlaf-Wach-Rhythmus kann bei Menschen mit Schizophrenie auftreten, was zu einer Desynchronisation zwischen ihren inneren biologischen Uhren und der äußeren Umgebung führt. Dies kann die kognitiven Funktionen beeinträchtigen und das Risiko für Exazerbationen der Erkrankung erhöhen.

Es ist wichtig, psychische Erkrankungen ernst zu nehmen und sich professionelle Hilfe zu suchen, wenn nötig. Doch der Schlaf kann eine wertvolle Ergänzung zur Therapie sein und den Weg zur Genesung ebnen. Indem wir den Schlaf als Teil unseres ganzheitlichen Wohlbefindens betrachten, können wir die unsichtbaren Fäden zwischen Körper und Geist nutzen, um die Geister der psychischen Erkrankungen zu bannen.

C. Schlaf als präventive Maßnahme für die geistige Gesundheit

Die beste Verteidigung ist oft eine starke Prävention. Genauso verhält es sich mit unserer geistigen Gesundheit. Anstatt auf den Schatten der psychischen Erkrankungen zu warten, können wir den Schlaf als mächtige präventive Maßnahme nutzen, um uns vor den Geistern der seelischen Leiden zu schützen.

Indem wir auf einen gesunden Schlaf achten, schaffen wir eine solide Basis für unser geistiges Wohlbefinden. Die regenerative Kraft des Schlafs stärkt unsere emotionale Resilienz und ermöglicht es uns, mit den Herausforderungen des Lebens besser umzugehen. Indem wir Stress abbauen und emotionale Belastungen verarbeiten, verringern wir das Risiko für psychische Erkrankungen.

Eine gute Schlafhygiene und ein bewusstes Achten auf unseren Schlaf können uns auch dabei unterstützen, frühzeitig Warnsignale für mögliche psychische Probleme zu erkennen. Schlafstörungen können ein erstes Anzeichen für eine beginnende psychische Erkrankung sein und sollten ernst genommen werden. Indem wir rechtzeitig professionelle Hilfe suchen, können wir verhindern, dass sich die Geister der seelischen Leiden in unserem Geist festsetzen.

Der Schlaf ist ein wertvolles Gut, das uns in die geheimnisvolle Welt unserer Träume führt und uns körperlich und seelisch erneuert. Indem wir

Damit endet dieses Kapitel über die vielschichtige Beziehung zwischen Schlaf und geistiger Gesundheit. Mit dem besseren Verständnis dieser Beziehung sind Sie nun hoffentlich in der Lage, Ihre Schlafgewohnheiten besser zu gestalten, um Ihre geistige Gesundheit zu schützen und zu fördern. Schlaf ist nicht nur eine Notwendigkeit, sondern ein lebenswichtiges Instrument zur Erhaltung und Verbesserung unserer psychischen Gesundheit.

Nutzen Sie dieses Wissen, und machen Sie den Schlaf zu einem integralen Bestandteil Ihrer allgemeinen Gesundheitsstrategie. Schlafen Sie gut und bleiben Sie gesund!

"Schlaf ist der wichtigste Teil der Erholung, und das ist das Schlüsselwort: Erholung." - LeBron James

Kapitel XII. Schlaf und Erfolg - Die geheime Waffe der Hochleistung

In der heutigen Hochgeschwindigkeitsgesellschaft wird oft vergessen, dass der Schlaf eine Grundvoraussetzung für ein gesundes und erfolgreiches Leben ist. Schlaf ist nicht nur ein Zeichen von Schwäche oder Faulheit, sondern ein grundlegender Aspekt unserer körperlichen und geistigen Gesundheit. Von Athleten über Künstler bis hin zu Unternehmern und Wissenschaftlern haben erfolgreiche Menschen erkannt, dass ein guter Schlaf der Schlüssel zu Spitzenleistungen ist. Lassen Sie uns in diesem Kapitel erforschen, wie ausreichender Schlaf die Leistungsfähigkeit steigert, welche Schlafgewohnheiten erfolgreiche Persönlichkeiten haben und wie sich Schlafmangel auf die Berufstätigkeit auswirkt.

A. Wie ausreichender Schlaf die Leistungsfähigkeit steigert

Ausreichender Schlaf ist entscheidend für die körperliche und geistige Leistungsfähigkeit. Während des Schlafs laufen eine Reihe von Prozessen in unserem Körper und Gehirn ab, die zur Regeneration und Stärkung beitragen. Schlaf verbessert unser Gedächtnis und unsere Lernfähigkeiten, stärkt unser Immunsystem, regelt unsere Emotionen und steigert sogar unsere Kreativität.

Wissenschaftliche Studien haben gezeigt, dass Schlaf eine entscheidende Rolle bei der Konsolidierung von Gedächtnisinhalten spielt. Während wir schlafen, werden die während des Tages gelernten Informationen vom Kurzzeit- in das Langzeitgedächtnis übertragen, was bedeutet, dass ausreichend Schlaf unerlässlich ist, um neues Wissen und neue Fähigkeiten zu erlernen und zu behalten. Darüber hinaus kann ausreichender Schlaf die kognitive Leistungsfähigkeit verbessern, was zu besserer Konzentration, Entscheidungsfindung und Problemlösung führt.

Auf körperlicher Ebene ist Schlaf ebenfalls entscheidend für die Leistungsfähigkeit. Während des Schlafs produziert der Körper Wachstumshormone, die für die Reparatur und Regeneration von Zellen und Geweben notwendig sind. Dies ist besonders wichtig für Athleten und Menschen, deren Berufe körperliche Anstrengungen erfordern.

1. Kreativität und Innovation im Schlaf

Gesunder Schlaf kann auch einen erstaunlichen Einfluss auf unsere Kreativität und Innovationsfähigkeit haben. Während wir schlafen, durchläuft unser Gehirn verschiedene Schlafphasen, darunter auch die REM-Schlafphase, in der intensive Träume auftreten. Diese Träume können eine wichtige Rolle bei der Konsolidierung und Verknüpfung von Gedanken und Ideen spielen, die während des Tages entstanden sind.

Das Phänomen des "Schlaflernens" ist ebenfalls bemerkenswert. Studien haben gezeigt, dass das Gehirn im Schlaf weiterhin Informationen verarbeitet und neu strukturiert. Komplexe Probleme, die uns tagsüber beschäftigen, können im Schlaf quasi im Hintergrund gelöst werden, wodurch wir nach dem Aufwachen oft neue Perspektiven und Lösungsansätze für diese Herausforderungen haben.

2. Leistungsfähigkeit und Fokus - Die Macht des erholsamen Schlafs

Um erfolgreich zu sein, benötigen wir nicht nur Kreativität, sondern auch eine hohe Leistungsfähigkeit und einen klaren Fokus. Gesunder Schlaf spielt auch hier eine entscheidende Rolle. Schlafmangel kann zu einer Beeinträchtigung von Aufmerksamkeit, Konzentration und Reaktionszeiten führen, was unsere Produktivität und Effizienz am Arbeitsplatz oder in anderen Lebensbereichen stark beeinflussen kann.

Hochleistungssportler, Unternehmer, Führungskräfte und Künstler betonen oft die Bedeutung von gutem Schlaf für ihre berufliche und persönliche Leistung. Regelmäßiger, qualitativ hochwertiger Schlaf hilft ihnen, die täglichen Herausforderungen mit Klarheit und Energie anzugehen und ihr volles Potenzial auszuschöpfen.

3. Emotionale Intelligenz und soziale Kompetenz

Erfolg ist nicht nur eine Frage der intellektuellen Leistungsfähigkeit, sondern auch der emotionalen Intelligenz und sozialen Kompetenz. Gesunder Schlaf kann dazu beitragen, unsere emotionalen Reaktionen besser zu regulieren und unsere zwischenmenschlichen Beziehungen zu stärken.

Menschen, die ausreichend schlafen, sind oft besser in der Lage, mit Stress und emotionalen Herausforderungen umzugehen. Sie sind weniger reizbar, haben eine größere Frustrationstoleranz und können in schwierigen Situationen ruhiger und besonnener handeln.

Zudem ermöglicht gesunder Schlaf eine bessere Wahrnehmung der Emotionen anderer Menschen und fördert Empathie und Mitgefühl. Dadurch können wir zwischenmenschliche Beziehungen auf eine tiefere Ebene bringen und eine positive und unterstützende Umgebung schaffen, die förderlich für unseren persönlichen und beruflichen Erfolg ist.

B. Schlafgewohnheiten erfolgreicher Persönlichkeiten

In diesem Kapitel werfen wir einen faszinierenden Blick auf die Schlafgewohnheiten einiger berühmter Persönlichkeiten aus verschiedenen Bereichen wie Wissenschaft, Kunst, Sport und Politik. Diese ikonischen Figuren haben nicht nur die Welt mit ihren Leistungen beeinflusst, sondern auch durch ihre individuellen und einzigartigen Schlafgewohnheiten beeindruckt. Lassen Sie uns in die nächtlichen Rituale dieser Persönlichkeiten eintauchen und sehen, wie der Schlaf einen Einfluss auf ihre außergewöhnlichen Erfolge hatte.

1. Leonardo da Vinci - Der nächtliche Tüftler

Leonardo da Vinci, einer der größten Künstler und Universalgelehrten der Geschichte, hatte eine ungewöhnliche Schlafgewohnheit. Er bevorzugte ein polyphasisches Schlafmuster, bei dem er mehrere kurze Schlafphasen über den Tag verteilt einnahm, anstatt sich einer langen Nachtruhe hinzugeben. Diese Methode, auch als "segmentierter Schlaf" bekannt, ermöglichte es ihm, in kürzerer Zeit mehr Energie zu gewinnen und seine Kreativität zu fördern. Da Vinci nutzte die Stunden der Nacht, um zu tüfteln, zu malen und seine genialen Ideen zu entwickeln, während er tagsüber kurze Nickerchen hielt, um sich zu erholen.

2. Winston Churchill - Der nächtliche Schreiber

Der britische Staatsmann Winston Churchill, der eine entscheidende Rolle im Zweiten Weltkrieg spielte, hatte eine besondere Beziehung zum Schlaf. Obwohl er nur etwa vier Stunden Schlaf pro Nacht bekam, fand er in den nächtlichen Stunden die Ruhe und Inspiration, um seine berühmten Reden und Schriften zu verfassen. Churchill war bekannt dafür, spät in der Nacht zu schreiben und dann am frühen Morgen wieder zu arbeiten. Seine außergewöhnliche Produktivität und Entschlossenheit waren eng mit seinen nächtlichen Schreibgewohnheiten verbunden.

3. Nikola Tesla - Der visionäre Träumer

Der visionäre Erfinder und Physiker Nikola Tesla war ein leidenschaftlicher Forscher, der sich intensiv mit seinen Projekten beschäftigte. Er hatte eine einzigartige Schlafgewohnheit, die es ihm ermöglichte, seine kreativen Visionen zu nutzen. Tesla schlief oft nur zwei Stunden pro Nacht und machte gelegentlich kurze Powernaps am Tag. Seine Schlafgewohnheiten waren geprägt von einem unermüdlichen Verlangen, an seinen wissenschaftlichen Ideen zu arbeiten und sie in die Realität umzusetzen. Die Verbindung zwischen seinem außergewöhnlichen Geist und seinem einzigartigen Schlafmuster bleibt bis heute ein Rätsel.

4. Barack Obama - Der disziplinierte Frühaufsteher

Der ehemalige Präsident der Vereinigten Staaten, Barack Obama, ist bekannt für seine disziplinierten Schlafgewohnheiten. Obwohl er ein herausforderndes und anspruchsvolles Amt innehatte, machte er es sich zur Gewohnheit, früh am Morgen aufzustehen, oft gegen 5 Uhr. Durch seine disziplinierten Morgenrituale konnte er Zeit für Bewegung, Lesen und Reflexion finden, bevor der stressige Tag begann. Diese bewusste Zeit am Morgen half ihm, seinen Geist zu sammeln und mit Energie und Klarheit in den Tag zu starten.

5. Serena Williams – Die ruhebewusste Athletin

Die Tennislegende Serena Williams ist eine der erfolgreichsten Sportlerinnen der Geschichte. Um auf dem Höhepunkt ihrer Leistung zu sein, ist ein guter Schlaf für sie von entscheidender Bedeutung. Williams achtet sehr auf ihre Schlafgewohnheiten und sorgt dafür, dass sie ausreichend Schlaf bekommt, um ihren Körper zu regenerieren und ihre Energie wieder aufzuladen. Sie erkennt die Bedeutung der Erholung für die Verbesserung ihrer sportlichen Leistung und ihres mentalen Fokus und achtet darauf, dass Schlaf eine Priorität in ihrem Leben ist.

6. Ellen DeGeneres - Die Meisterin des Powernaps

Die berühmte TV-Moderatorin und Komikerin Ellen DeGeneres hat eine besondere Affinität zu Powernaps. Sie nutzt die Kraft kurzer Nickerchen, um ihre Energie während des Tages aufrechtzuerhalten und sich auf ihre anspruchsvolle Arbeit vorzubereiten. Powernaps haben es ihr ermöglicht, sich zu erholen und gleichzeitig ihre kreative Energie zu fördern. Ellen zeigt, dass sogar kleine Schlafpausen eine große Wirkung haben können, wenn es darum geht, den Tag mit Elan und Begeisterung zu meistern.

Fazit - Unterschiedliche Schlafgewohnheiten, gemeinsame Erfolge

Die Schlafgewohnheiten berühmter Persönlichkeiten zeigen, dass es kein Einheitsrezept für den Erfolg gibt. Jeder Einzelne hat seine einzigartigen Schlafmuster und Strategien, die ihm helfen, seine Ziele zu erreichen. Während einige auf polyphasischen Schlaf setzen, um ihre Kreativität zu steigern, bevorzugen andere kurze

Nickerchen oder disziplinierte Morgenroutinen, um ihren Geist zu sammeln.

Was diese erfolgreichen Persönlichkeiten jedoch gemeinsam haben, ist die Anerkennung der Bedeutung von gesundem und regenerativem Schlaf für ihre außergewöhnlichen Leistungen. Ihre Schlafgewohnheiten haben ihre Kreativität, Leistungsfähigkeit und Entschlossenheit beeinflusst und sie auf dem Weg zum Erfolg unterstützt.

Egal, ob wir dem Beispiel von Leonardo da Vinci, Winston Churchill, Nikola Tesla, Barack Obama, Serena Williams oder Ellen DeGeneres folgen - das Geheimnis liegt in der bewussten Gestaltung unserer Schlafgewohnheiten, um unsere einzigartigen Fähigkeiten zu entfalten und unsere Ziele zu verwirklichen. Die individuelle Beziehung zum Schlaf ist ein unverzichtbarer Teil unseres Weges zum Erfolg und erinnert uns daran, dass der Schlüssel zum Erfolg nicht nur in unseren Taten, sondern auch in unseren nächtlichen Ritualen liegt.

C. Die Auswirkungen von Schlafmangel auf die Berufstätigkeit

Obwohl die Bedeutung des Schlafs für die Gesundheit und Leistungsfähigkeit mittlerweile anerkannt ist, wird er in vielen Gesellschaften und Arbeitsumgebungen noch immer vernachlässigt. Lange Arbeitszeiten, Schichtarbeit und der ständige Zugang zu Technologie können dazu führen, dass Menschen weniger Schlaf bekommen, als sie eigentlich benötigen.

Schlafmangel kann jedoch gravierende Auswirkungen auf die berufliche Leistung und Produktivität haben. Studien haben gezeigt, dass Schlafmangel die kognitive Leistungsfähigkeit beeinträchtigt und zu Gedächtnisproblemen, verminderter Aufmerksamkeit und verlangsamter Reaktionszeit führen kann. Darüber hinaus kann Schlafmangel die Stimmung beeinträchtigen und zu Symptomen wie Reizbarkeit und Depressivität führen, was die zwischenmenschlichen Beziehungen am Arbeitsplatz belasten kann.

Darüber hinaus kann chronischer Schlafmangel zu ernsthaften gesundheitlichen Problemen führen, darunter Herzerkrankungen, Diabetes, Übergewicht und sogar bestimmte Arten von Krebs. Diese gesundheitlichen Probleme können nicht nur die Lebensqualität und Lebenserwartung beeinträchtigen, sondern auch zu erhöhten Fehlzeiten und geringerer Produktivität am Arbeitsplatz führen.

Zusammengefasst zeigt sich, dass guter Schlaf nicht nur für unsere Gesundheit, sondern auch für unseren Erfolg unerlässlich ist. Ob es darum geht, neue Fähigkeiten zu erlernen, kreativ zu denken, mit Stress umzugehen oder einfach nur das Beste aus unserem Tag zu machen, guter Schlaf ist der Schlüssel. Indem wir uns die Zeit nehmen, gut zu schlafen, und die Schlafgewohnheiten erfolgreicher Persönlichkeiten nachahmen, können wir unsere Leistungsfähigkeit steigern, unser Wohlbefinden verbessern und unser volles Potenzial ausschöpfen. Es ist an der Zeit, die Macht des Schlafs zu erkennen und ihn zu einem zentralen Bestandteil unseres Wegs zum Erfolg zu machen.

"Die beste Art, Schlafprobleme zu behandeln, ist oft, gute Schlafgewohnheiten zu entwickeln und schlechte abzulegen, anstatt sich auf Schlafmittel zu verlassen." - Dr. Andrew Weil

Kapitel XIII. Schlafmittel und alternative Ansätze - Zwischen Ruhelosigkeit und innerem Frieden

Ein ruhiger, erholsamer Schlaf ist wie ein heilender Balsam für Körper und Seele. Doch in unserer hektischen Welt ist guter Schlaf oft ein seltenes Gut geworden. Viele Menschen greifen daher zu Schlafmitteln, um ihre Schlafprobleme zu lösen. Doch wie wirken diese Medikamente wirklich, und welche Risiken bergen sie? Gibt es natürliche und alternative Methoden, die ebenso wirksam sind, aber ohne die potenziellen Nebenwirkungen? In diesem Kapitel werden wir uns mit Schlafmitteln und ihren Risiken befassen und zugleich verschiedene alternative Ansätze beleuchten, die Ihnen zu einem gesunden und tiefen Schlaf verhelfen können.

A. Überblick über gängige Schlafmittel und ihre Risiken

Schlafmittel sind verlockend – sie versprechen eine schnelle Lösung für Schlafprobleme und eine erholsame Nacht. Viele von ihnen gehören zu den sogenannten Benzodiazepinen, die das zentrale Nervensystem dämpfen und so beruhigend wirken. Doch der vermeintlich einfache Ausweg birgt auch Schattenseiten. Denn Schlafmittel können abhängig machen und zu einer ungesunden Abhängigkeit führen. Zudem führt die Langzeiteinnahme von Schlafmitteln oft zu einer Toleranzbildung, wodurch die ursprüngliche Dosis nicht mehr ausreicht und höhere Mengen eingenommen werden müssen.

Ein weiteres Risiko von Schlafmitteln ist die Beeinträchtigung der Schlafarchitektur. Diese Medikamente verkürzen oft die Tiefschlafphasen und verringern die REM-Schlafzeit, was zu einer weniger erholsamen Nachtruhe führt. Darüber hinaus können Schlafmittel unerwünschte Nebenwirkungen wie Müdigkeit am nächsten Tag, Schwindelgefühle oder Gedächtnisprobleme hervorrufen.

Schlafmittel sollten daher immer nur als letzte Option und unter ärztlicher Aufsicht in Betracht gezogen werden. Wenn Sie regelmäßig unter Schlafproblemen leiden, ist es wichtig, die Ursachen zu identifizieren und gegebenenfalls eine ganzheitliche Therapie zu wählen, anstatt sich auf die kurzfristige Linderung durch Medikamente zu verlassen.

B. Natürliche und alternative Methoden zur Verbesserung des Schlafs

Die gute Nachricht ist, dass es viele natürliche und alternative Methoden gibt, die Ihnen zu einem gesunden und erholsamen Schlaf verhelfen können, ohne die Risiken von Schlafmitteln einzugehen. Diese Ansätze zielen darauf ab, den Körper und Geist auf natürliche Weise zur Ruhe zu bringen und die Schlafqualität langfristig zu verbessern.

- **Schlafhygiene**: Eine gute Schlafhygiene ist der Grundstein für einen gesunden Schlaf. Achten Sie auf regelmäßige Schlafenszeiten, halten Sie das Schlafzimmer kühl, dunkel und ruhig und vermeiden Sie koffeinhaltige Getränke und schwere Mahlzeiten vor dem Zubettgehen.
- **Entspannungstechniken**: Entspannungsübungen wie Progressive Muskelentspannung, autogenes Training oder Yoga können dabei helfen, die Anspannung des Tages loszulassen und den Geist auf den Schlaf vorzubereiten.
- **Kräuter und Nahrungsergänzungsmittel**: Es gibt verschiedene Kräuter und Nahrungsergänzungsmittel, die beruhigend wirken und den Schlaf fördern können. Dazu gehören beispielsweise Baldrian, Melisse, Passionsblume und Magnesium.
- **Aromatherapie**: Ätherische Öle wie Lavendel oder Kamille haben eine beruhigende Wirkung und können in Form von Duftlampen oder Roll-ons vor dem Schlafengehen verwendet werden.

C. Die Rolle von Meditations- und Atemübungen

Meditations- und Atemübungen sind eine besonders wirkungsvolle Methode, um den Geist zu beruhigen und sich auf den Schlaf vorzubereiten. Die Praxis der Meditation ermöglicht es, den Gedankenstrom zur Ruhe zu bringen und sich auf den gegenwärtigen Moment zu konzentrieren. Dadurch werden Sorgen und Ängste, die oft den Schlaf beeinträchtigen, losgelassen. Eine einfache Meditationstechnik ist es, sich auf den Atem zu fokussieren und die Aufmerksamkeit immer wieder sanft zurückzubringen, wenn der Geist abschweift.

Die Atmung spielt eine entscheidende Rolle für Entspannung und Schlaf. Durch bewusstes Atmen kann das Nervensystem beruhigt und der Körper in den Entspannungsmodus versetzt werden. Eine effektive Atemübung für einen besseren Schlaf ist die 4-7-8-Methode: Atmen Sie vier Sekunden lang durch die Nase ein, halten Sie die Luft sieben Sekunden lang an und atmen Sie dann acht Sekunden lang durch den Mund aus. Wiederholen Sie diese Übung mehrmals, um eine spürbare Entspannung zu erreichen.

Indem Sie Meditations- und Atemübungen regelmäßig in Ihren Alltag integrieren, können Sie nicht nur Ihre Schlafqualität verbessern, sondern auch Ihr allgemeines Wohlbefinden steigern. Diese Praktiken sind leicht erlernbar und können eine wertvolle Ergänzung zu Ihrer Schlafroutine werden.

Schlafmittel mögen eine verlockende Lösung sein, um kurzfristig Schlafprobleme zu überwinden. Doch ihre potenziellen Risiken sollten nicht unterschätzt werden. Stattdessen sollten Sie natürliche und alternative Ansätze in Betracht ziehen, die langfristig zu einem gesunden und erholsamen Schlaf führen können. Die Praxis der Meditation und Atemübungen, zusammen mit einer guten

Schlafhygiene und entspannenden Kräutern, bieten einen ganzheitlichen Ansatz, um Ihre Schlafqualität nachhaltig zu verbessern und Ihr Leben in vollen Zügen zu genießen. Seien Sie offen für diese alternativen Wege und öffnen Sie die Tür zu einem friedvollen und erfrischenden Schlaf, der Ihnen die Energie und Lebensfreude schenkt, die Sie verdienen.

"Schlaf ist der beste Freund des Menschen, der balsamische Schlaf, der Leben in müde Substanz gießt." - William Shakespeare

Kapitel XIV. Fazit & Schlusswort - Wenn Träume wahr werden und der Schlaf uns ans Ziel führt

Wir haben eine atemberaubende Reise durch die Welt des gesunden Schlafs unternommen, die uns zu den Geheimnissen des nächtlichen Reichs geführt hat. In diesem Kapitel werden wir die Schlüsselerkenntnisse zusammenfassen, die wir auf unserer Reise gewonnen haben, die Bedeutung von gesundem Schlaf für ein erfülltes Leben verstehen und uns mit letzten Worten und Abschlussgedanken auf den Weg zurück in die Wachwelt begeben.

A. Zusammenfassung der wichtigsten Erkenntnisse

Auf der Reise durch dieses Buch haben wir die vielfältigen Aspekte und Auswirkungen des Schlafes auf unser Leben erforscht. Wir haben uns mit der Wissenschaft des Schlafes befasst, die zeigt, wie Schlafstadien und -zyklen, Träume und interne Uhren unseren Schlaf und unser Wachsein regeln.

Wir haben festgestellt, dass Schlafprobleme weit verbreitet sind und viele Formen annehmen können, von Schlaflosigkeit über Schlafapnoe bis hin zu Parasomnien. Gleichzeitig haben wir gelernt, dass es viele Strategien gibt, um diese Probleme zu bewältigen und die Schlafqualität zu verbessern, von der Etablierung einer konsistenten Schlafroutine über den gezielten Einsatz von Powernaps bis hin zu Strategien für einen erholsamen Schlaf auf Reisen.

Wir haben auch verstanden, dass Schlafgewohnheiten sich im Laufe des Lebens verändern, von den unregelmäßigen Schlafmustern von Babys und Kleinkindern bis hin zu den speziellen Schlafbedürfnissen von Erwachsenen und älteren Menschen.

Zudem haben wir die Auswirkungen von Schlaf auf die geistige Gesundheit und Leistungsfähigkeit erkundet und herausgefunden, dass ausreichender Schlaf nicht nur dazu beiträgt, Stress zu bewältigen und psychische Erkrankungen vorzubeugen, sondern auch die Produktivität und Kreativität steigern kann.

In der Auseinandersetzung mit Schlafmitteln und alternativen Ansätzen haben wir sowohl die Risiken von Schlafmitteln als auch die Vorteile von natürlichen Methoden und Techniken wie Meditation und Atemübungen kennengelernt.

B. Die Bedeutung von gesundem Schlaf für ein erfülltes Leben

Die Bedeutung des Schlafes geht jedoch weit über die körperliche Gesundheit und die geistige Leistungsfähigkeit hinaus. Guter Schlaf ist fundamental für ein erfülltes und glückliches Leben.

Wenn wir gut schlafen, sind wir in der Lage, unser volles Potenzial auszuschöpfen. Wir können konzentrierter arbeiten, kreativer denken und effektiver lernen. Wir sind weniger anfällig für Stress und können besser mit den Herausforderungen des Lebens umgehen.

Darüber hinaus kann guter Schlaf unsere Beziehungen verbessern. Wenn wir ausgeruht sind, sind wir geduldiger, aufmerksamer und empathischer – Eigenschaften, die uns helfen, stärkere und erfüllendere Beziehungen zu pflegen.

C. Letzte Worte und Abschlussgedanken

Guter Schlaf ist kein Luxus, sondern eine Notwendigkeit. Es ist an der Zeit, dass wir aufhören, den Schlaf als etwas zu sehen, das wir opfern können, wenn wir unter Druck stehen, und anfangen, ihn als das zu sehen, was er wirklich ist: ein fundamentaler Bestandteil unserer Gesundheit, unseres Wohlbefindens und unseres Erfolgs.

Es liegt in unserer Verantwortung, uns um unseren Schlaf zu kümmern und die notwendigen Maßnahmen zu ergreifen, um sicherzustellen, dass wir jeden Tag ausreichend schlafen. Es ist nicht immer einfach, aber die Belohnungen sind es wert.

Es gibt kein Allheilmittel für alle Schlafprobleme, und was für eine Person funktioniert, funktioniert nicht unbedingt für eine andere. Doch mit Wissen, Geduld und einer Bereitschaft zur Selbstreflexion können wir Wege finden, unseren Schlaf zu verbessern und so ein erfüllteres und produktiveres Leben zu führen.

Schließlich liegt das Ziel dieses Buches nicht darin, Sie dazu zu bringen, mehr zu schlafen, sondern besser zu schlafen. Denn Qualität ist genauso wichtig wie Quantität. Möge dieses Buch Sie dazu inspirieren, Ihren Schlaf als Priorität zu betrachten und sich auf die Reise zu einem gesünderen, glücklicheren und erfolgreicheren Leben zu begeben.

Denken Sie daran: Jede Reise beginnt mit einem einzigen Schritt. Also, machen Sie das Licht aus, schließen Sie die Augen und machen Sie den ersten Schritt in Richtung besserer Schlaf. Gute Nacht und süße Träume !

Printed in Poland
by Amazon Fulfillment
Poland Sp. z o.o., Wrocław